中华经典中医歌诀彩图版

汤头歌诀

清·汪昂 著 谢宇 主编

山西科学技术出版社
·太原·

图书在版编目（CIP）数据

中华经典中医歌诀彩图版．汤头歌诀 / 谢宇主编
．-- 太原：山西科学技术出版社，2024.1
　ISBN 978-7-5377-6257-1

　Ⅰ．①中… Ⅱ．①谢… Ⅲ．①方歌－汇编 Ⅳ．
①R289.4

中国国家版本馆 CIP 数据核字（2023）第 225195 号

中华经典中医歌诀彩图版——汤头歌诀
ZHONGHUAJINGDIANZHONGYIGEJUECAITUBAN　TANGTOUGEJUE

出　版　人	阎文凯	
主　　　编	谢　宇	
策　划　人	谢　宇	
责 任 编 辑	翟　昕	
封 面 设 计	袁　野	

出 版 发 行	山西出版传媒集团·山西科学技术出版社	
	地址：太原市建设南路 21 号　　邮编：　030012	
编辑部电话	0351-4922078	
发行部电话	0351-4922121	
经　　　销	各地新华书店	
印　　　刷	三河市嵩川印刷有限公司	

开　　　本	690mm×970mm　　1/16	
印　　　张	16	
字　　　数	178 千字	
版　　　次	2024 年 1 月第 1 版	
印　　　次	2024 年 1 月三河第 1 次印刷	
书　　　号	ISBN 978-7-5377-6257-1	
定　　　价	98.00 元	

编委会名单

主　　编　谢　宇
副 主 编　李海霞　段艳梅　尹　璐　王鹏飞　宁迪敏
编　　委（按姓氏笔画顺序排序）

马　楠　马晓丹　王　喆　王　庆　王　俊
王丽梅　王郁松　王梅红　卢　军　叶　红
齐　菲　孙　宇　李　惠　李建军　李俊勇
李海霞　杨冬华　肖　卫　余海文　邹智峰
张　坤　陈朝霞　周　芳　郑小玲　赵卓君
赵梅红　段艳芳　段琪帅　耿赫兵　莫　愚
徐丽梅　高楠楠　黄　红　董　萍　蒋红涛
谢　言　戴　军　戴　峰　鞠玲霞　魏献波

图片摄影　谢　宇　周重建　裴　华　邬坤乾

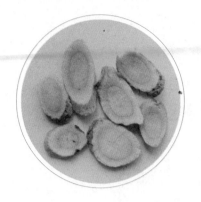

古人治病，药有君臣，方有奇偶，剂有大小，此汤头所由来也。仲景为方书之祖，其《伤寒论》中，既曰太阳证、少阳证、太阴证、少阴证，而又曰麻黄证、桂枝证、柴胡证、承气证等，不以病名病，而以药名病，明乎因病施药，以药合证，而后用之，岂苟然而已哉！今人不辨证候，不用汤头，率意任情，治无成法，是犹制器而废准绳、行阵而弃行列，欲以已病却疾，不亦难乎？

盖古人制方，佐使君臣，配合恰当，从治正治，意义深长，如金科玉律，以为后人楷则，惟在善用者神而明之，变而通之，如淮阴背水之阵，诸将疑其不合兵法，而不知其正在兵法之中也。

旧本《汤头歌诀》，辞多鄙率，义弗赅明，难称善本，不揣愚瞽，重为编辑，并以所主病证括之歌中，间及古人用药制方之意，某病某汤，门分义悉，理法兼备，体用具全，千古心传，端在于此，实医门之正宗，活人之彀率也。

然古方甚多，难以尽录，量取便用者，得歌二百首，正方、附方共三百有奇，盖益易则易知，简则易从，以此提纲挈领，苟能触类旁通，可应无穷之变也，是在善读者加之意耳。

康熙甲戌夏月休宁八十老人汪昂题

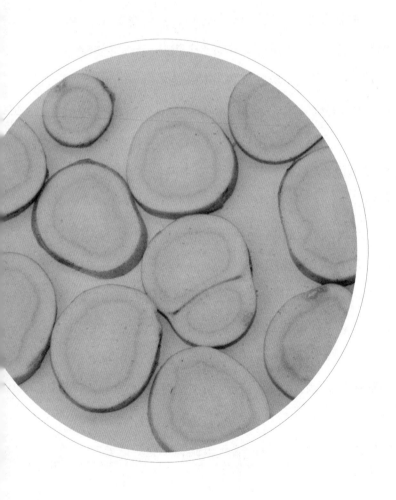

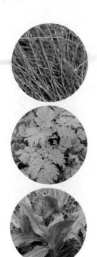

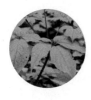

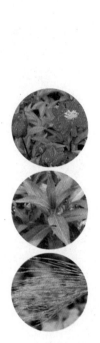

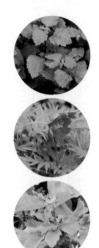

十五、泻火之剂（二十七首 附方九） 182

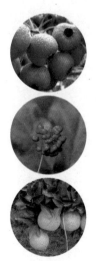

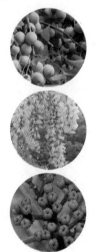

一、补益之剂（十首，附方七）

四君子汤（《局方》）助阳

四君子汤中和义，参术茯苓甘草比；

益以夏陈名六君，祛痰补气阳虚饵；

除却半夏名异功，或加香砂胃寒使。

人参、白术、茯苓各二钱，甘草一钱，气味中和，故名君子。加半夏、陈皮，名六君子汤。二陈除痰，四君补气，脾弱阳虚宜之。六君子汤减半夏，名异功散（钱氏）。加木香、砂仁行气温中，名香砂六君汤。

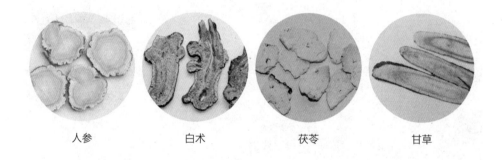

| 人参 | 白术 | 茯苓 | 甘草 |

升阳益胃汤（东垣）升阳益胃

升阳益胃参术芪，黄连半夏草陈皮；

苓泻防风羌独活，柴胡白芍枣姜随。

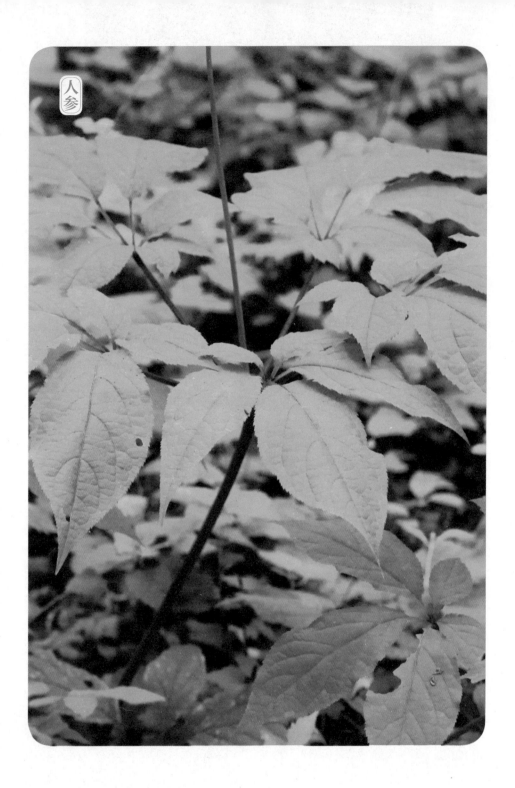

人参

黄芪二两，人参、半夏、炙甘草各一钱，羌活、独活、防风、白芍（炒）各五钱，陈皮四钱，白术、茯苓、泽泻、柴胡各三钱，黄连二钱，每服三钱，加姜、枣煎。六君子助阳补脾除痰，重用黄芪补气固胃，柴胡、羌、独除湿升阳，泽泻、茯苓泻热降浊，加芍药和血敛阴，少佐黄连以退阴火。

按：东垣治疗首重脾胃，而益胃又以升阳为先，故每用补中上升下渗之药。此方补中有散，发中有收，脾胃诸方多从昉此也。

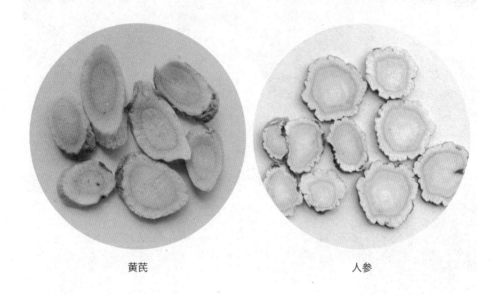

黄芪　　　　　　　　　　　　　　人参

黄芪鳖甲散（罗谦甫）劳热

黄芪鳖甲地骨皮，艽菀参苓柴半知；
地黄芍药天冬桂，甘桔桑皮劳热宜。

治虚劳骨蒸，晡热咳嗽，食少盗汗。黄芪、鳖甲、天冬各五钱，地骨、秦艽、茯苓、柴胡各三钱，紫菀、半夏、知母、生地、白芍、桑皮、

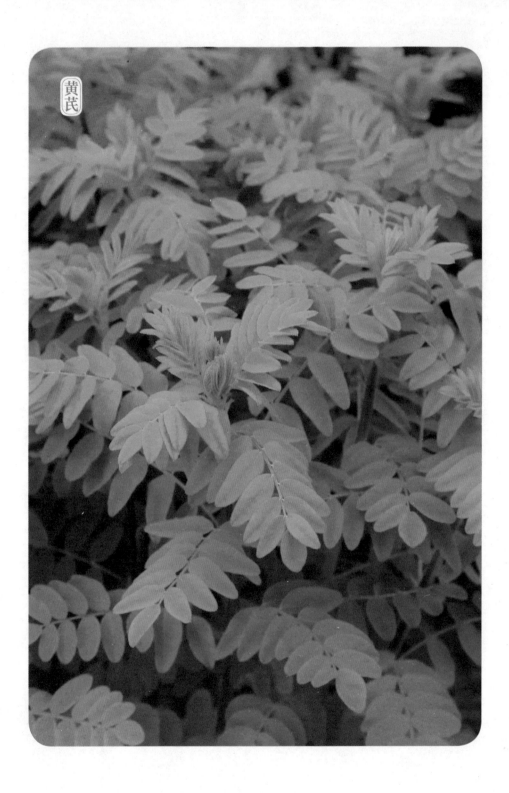

黄芪

炙草各二钱半，人参、肉桂、桔梗各钱半，每服一两，加姜煎。鳖甲、天冬、知、芍补水养阴，参、芪、桂、苓、甘草固卫助阳，桑、桔泻肺热，菀、夏理痰嗽，芪、柴、地骨退热升阳，为表里气血交补之剂。

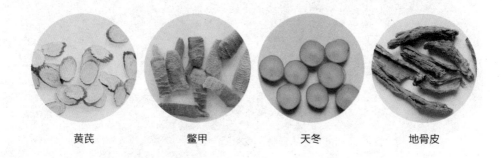

黄芪　　　　　　鳖甲　　　　　　天冬　　　　　　地骨皮

秦艽鳖甲散 风劳

秦艽鳖甲治风劳，地骨柴胡及青蒿；
当归知母乌梅合，止嗽除蒸敛汗高。

鳖甲、地骨皮、柴胡各一两，青蒿五钱，秦艽、当归、知母各五钱，乌梅五钱，治略同前，汗多倍黄芪。此方加青蒿、乌梅皆敛汗退蒸之义。

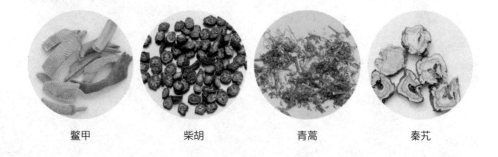

鳖甲　　　　　　柴胡　　　　　　青蒿　　　　　　秦艽

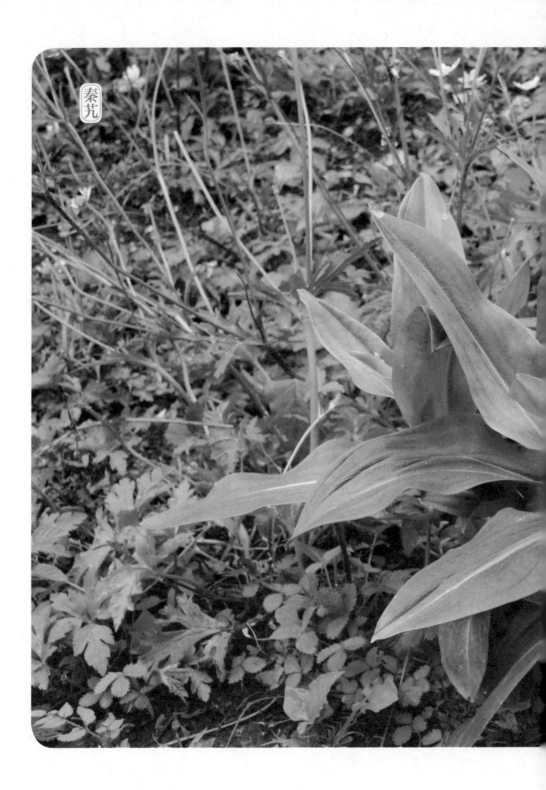

秦艽

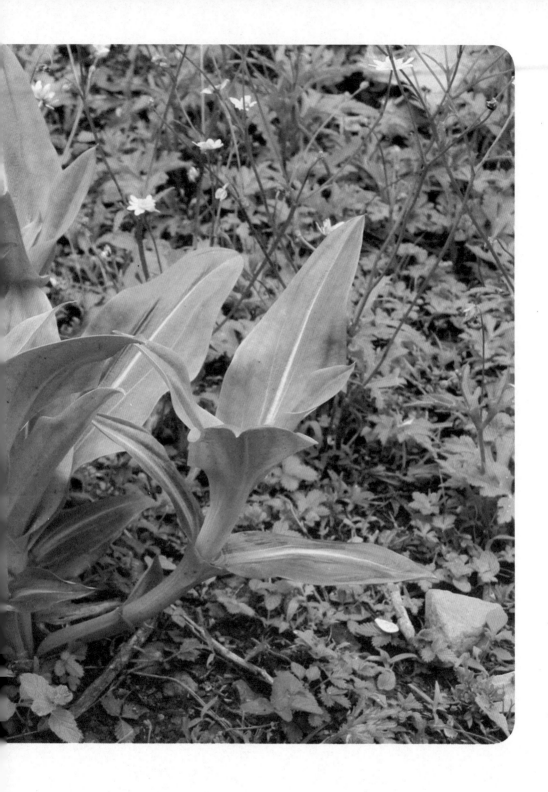

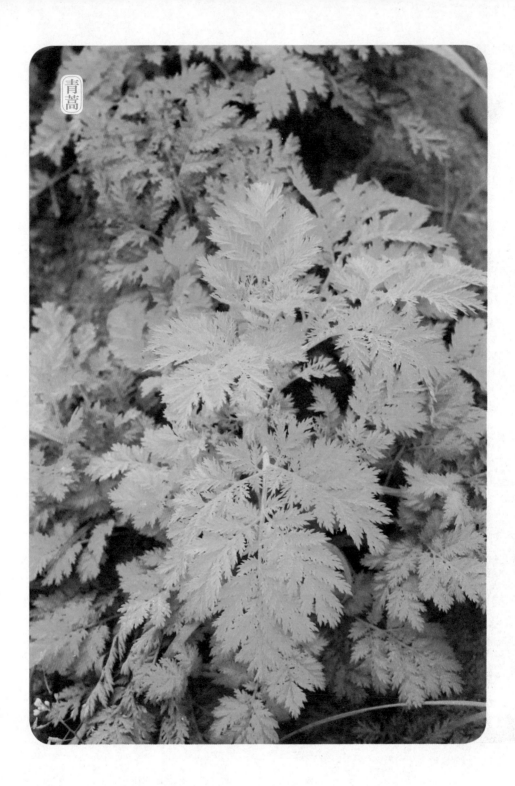

青蒿

秦艽扶羸汤（《直指》）肺劳

秦艽扶羸鳖甲柴，地骨当归紫菀偕；
半夏人参兼炙草，肺劳蒸嗽合之谐。

治肺痿骨蒸，劳嗽声嘎，自汗体倦。柴胡二钱，秦艽、鳖甲、地骨、当归、人参各钱半，紫菀、半夏、甘草（炙）各一钱，加姜、枣煎。

按：黄芪鳖甲散，盖本此方除当归加余药，透肌解热，柴胡、秦艽、干葛为要剂，故骨蒸方中多用之。此方虽表里交治，而以柴胡为君。

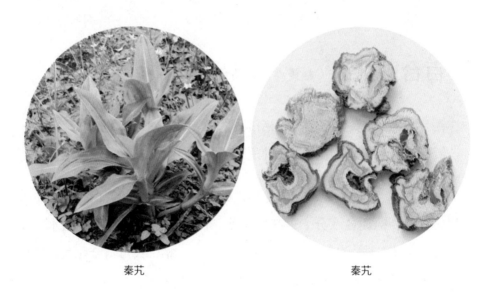

秦艽　　　　　　　　　　　　　秦艽

紫菀汤（海藏）肺劳

紫菀汤中知贝母，参苓五味阿胶偶；
再加甘桔治肺伤，咳血吐痰劳热久。

治肺伤气极，劳热咳嗽，吐痰吐血，肺痿肺痈。紫菀、知母、象贝、阿胶各二钱，人参、茯苓、甘草、桔梗各五分，五味十二粒。一方加莲肉。以保肺止嗽为君，故用阿胶、五味；以清火化痰为臣，故用知母、贝母；佐以参、苓、甘草扶土以生金；使以桔梗上浮而利膈。

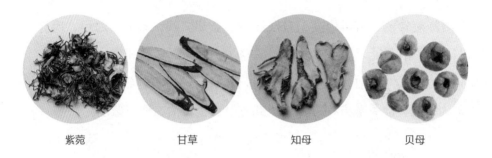

| 紫菀 | 甘草 | 知母 | 贝母 |

百合固金汤（赵蕺庵）肺伤咳血

百合固金二地黄，玄参贝母桔甘藏；
麦冬芍药当归配，喘咳痰血肺家伤。

生地二钱，熟地三钱，麦冬钱半，贝母、百合、当归、白芍、甘草各一钱，玄参、桔梗各八分。火旺则金伤，故以玄参、二地助肾滋水，麦冬、百合保肺安神，芍药、当归平肝养血，甘、桔、贝母清金化痰，皆以甘草培本，不欲以苦寒伤生发之气也。

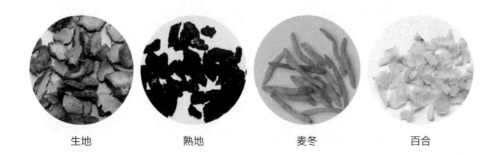

| 生地 | 熟地 | 麦冬 | 百合 |

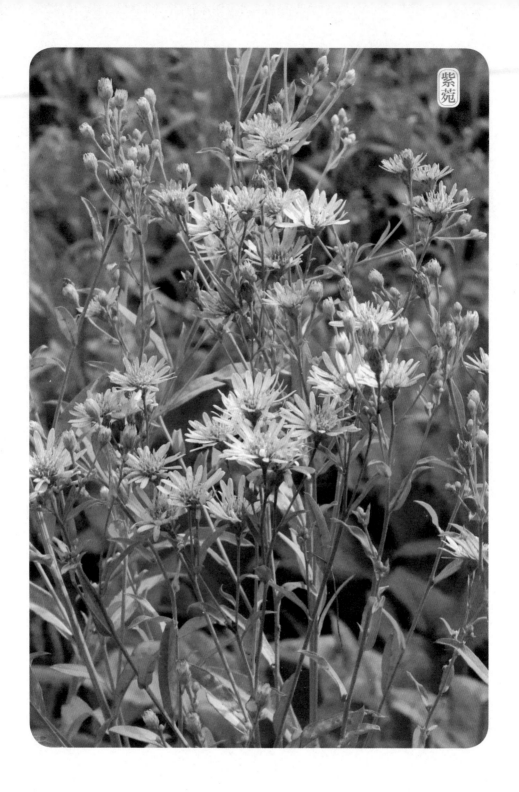

紫菀

补肺阿胶散（钱氏）止嗽生津

补肺阿胶马兜铃，鼠粘甘草杏糯停；

肺虚火盛人当服，顺气生津嗽哽宁。

阿胶两半，马兜铃（焙）、鼠粘子（炒）、甘草（炙）、糯米各一两，杏仁七钱。牛蒡利膈滑痰，杏仁降气润嗽。

李时珍曰：马兜铃非取其补肺，取其清热降气，肺自安也。其中阿胶、糯米乃补肺之圣药。

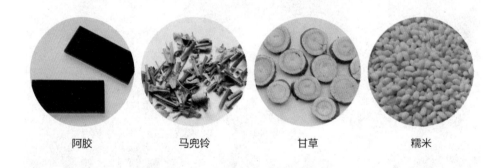

阿胶　　　　马兜铃　　　　甘草　　　　糯米

小建中汤（仲景）建中散寒

小建中汤芍药多，桂姜甘草大枣和；

更加饴糖补中脏，虚劳腹冷服之瘥；

增入黄芪名亦尔，表虚身痛效无过；

又有建中十四味，阴斑劳损起沉疴；

十全大补加附子，麦夏苁蓉仔细哦。

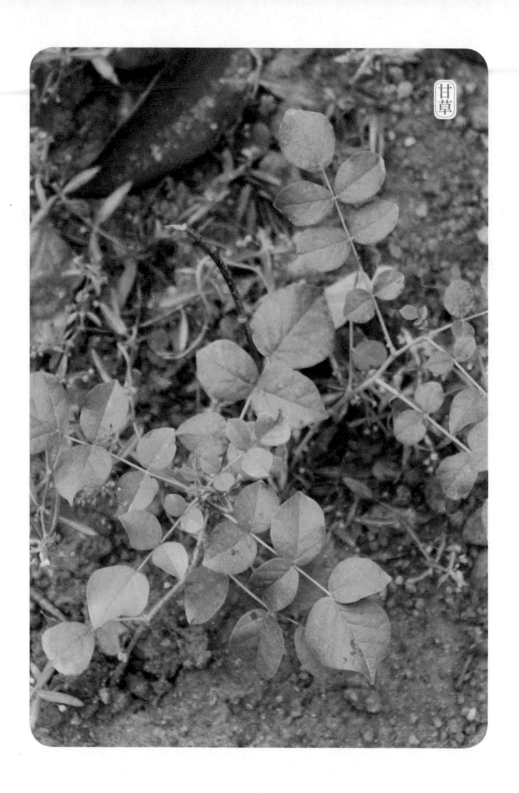

甘草

桂枝加芍药汤，再加饴糖名建中。芍药六两，桂枝、生姜各三两，甘草一两，枣十二枚，饴糖一升。再加黄芪两半，名黄芪建中汤。《金匮》若除饴糖，则名黄芪五物汤，不名建中矣。今人用建中者，绝不用饴糖，何哉？

亦有阴证发斑者，淡红隐隐散见肌表，此寒伏于下，逼其无根之火熏肺而然，若服寒药立死。

十全大补汤加附子、麦冬、半夏、肉苁蓉，名十四味，除茯苓、白术、麦冬、川芎、熟地、肉苁蓉，名八味大建中汤。治同。

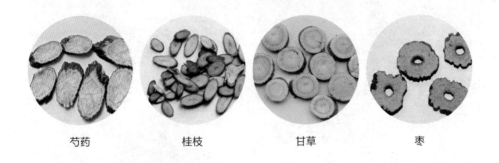

芍药　　　　桂枝　　　　甘草　　　　枣

益气聪明汤（东垣）聪耳明目

益气聪明汤蔓荆，升葛参芪黄柏并；
更加芍药炙甘草，耳聋目障服之清。

参、芪各五钱，蔓荆子、葛根各三钱，黄柏、白芍各二钱，升麻钱半，炙草一钱，每服四钱。人之中气不足，清阳不升，则耳目不聪明。蔓荆、升、葛升其清气，参、芪、甘草补其中气，而以芍药平肝木，黄柏滋肾水也。

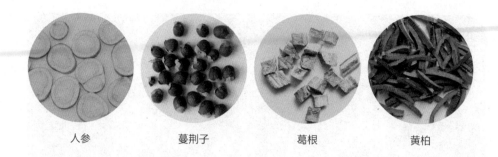

人参　　　　蔓荆子　　　　葛根　　　　黄柏

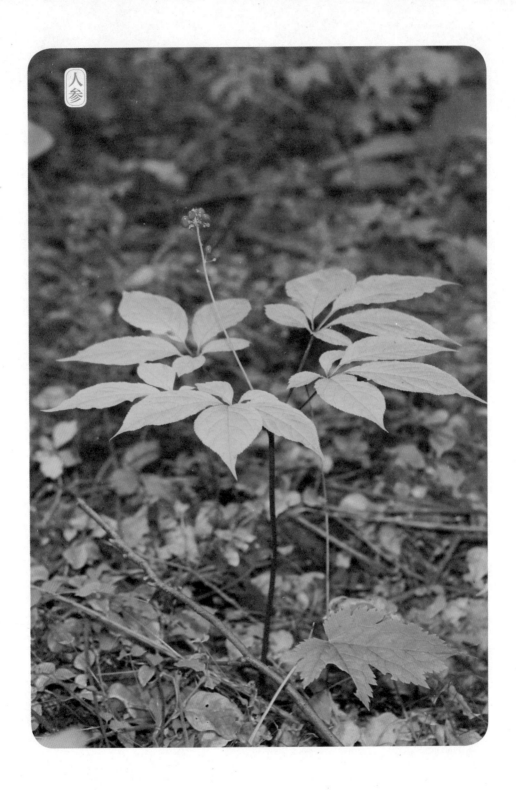

二、发表之剂（十四首，附方八）

麻黄汤 （仲景）寒伤营无汗

麻黄汤中用桂枝，杏仁甘草四般施；
发热恶寒头项痛，伤寒服此汗淋漓。

麻黄（去节）三两，桂枝二两，杏仁七十枚（去皮、尖），甘草（炙）一两。伤寒太阳表证无汗用此发之。麻黄善发汗，恐其力猛，故以桂枝监之，甘草和之，不令大发也。

按：麻、桂二汤虽治太阳证，而先正每云皆肺药，以伤寒必自皮入，而桂、麻又入肺经也。

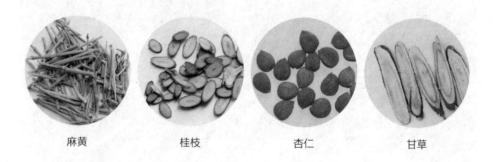

麻黄　　　　桂枝　　　　杏仁　　　　甘草

桂枝汤 （仲景）风伤卫有汗

桂枝汤治太阳风，芍药甘草姜枣同；
桂麻相合名各半，太阳如疟此为功。

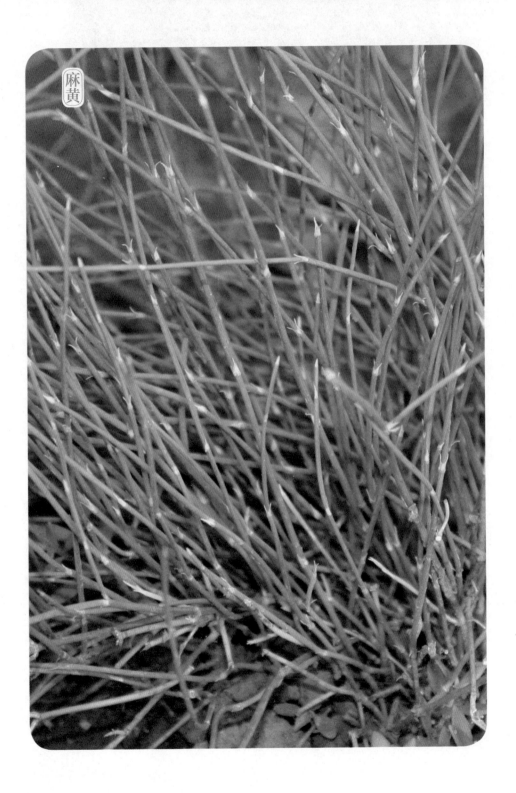

麻黄

桂枝、芍药、生姜各三钱，炙草三两，大枣十二枚。治太阳中风有汗，用此解肌，以和营卫。中犹伤也，仲景《伤寒论》通用。

桂枝、麻黄二汤相合，名桂枝麻黄各半汤，热多寒少如疟状者宜之。

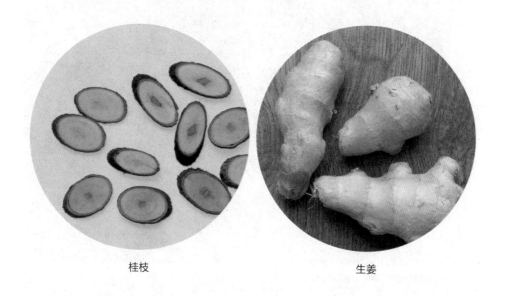

桂枝　　　　　　　　　　　　　　　　　生姜

大青龙汤（仲景）风寒两解

大青龙汤桂麻黄，杏草石膏姜枣藏；
太阳无汗兼烦躁，风寒两解此为良。

麻黄六两，桂枝、炙草各三两，杏仁四十枚，石膏鸡子大，生姜三两，大枣十二枚。

烦为阳、为风，躁为阴、为寒，必太阳证兼烦躁者方可用之。以杏、草佐麻黄发表，以姜、枣佐桂枝解肌，石膏质重泻火，气轻亦达肌表，义取青龙者，龙兴而云升雨降，郁热顿除，烦躁乃解也。若少阴烦躁而误服此则逆。

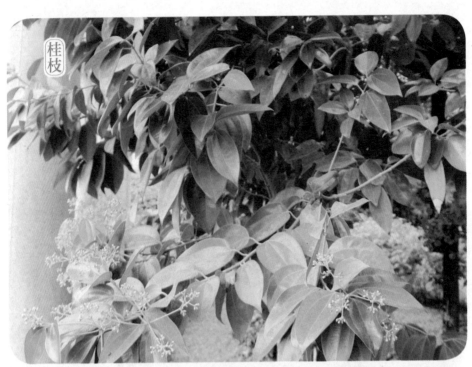

桂枝

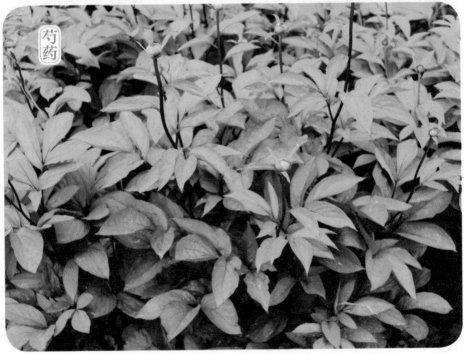

芍药

麻黄汤治寒，桂枝汤治风，大青龙兼风寒而两解之。

陶节庵曰：此汤险峻，今人罕用。

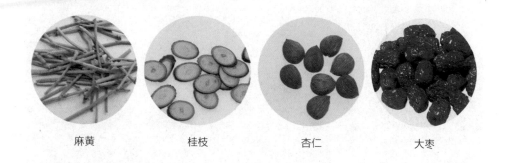

| 麻黄 | 桂枝 | 杏仁 | 大枣 |

小青龙汤（仲景）太阳行水发汗

小青龙汤治水气，喘咳呕哕渴利慰；
姜桂麻黄芍药甘，细辛半夏兼五味。

太阳表证未解，心下有水气者用之。或喘、或咳、或呕、或哕、或渴、或利、或短气、或小便闭，皆水气内积所致。

干姜、桂枝、麻黄、芍药（酒炒）、炙草、细辛各二两，半夏、五味子各半升。桂枝解表使水从汗泄，芍药敛肺以收喘咳，姜、夏、细辛润肾行水以止渴呕，亦表里分消之意。

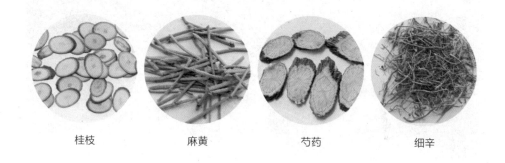

| 桂枝 | 麻黄 | 芍药 | 细辛 |

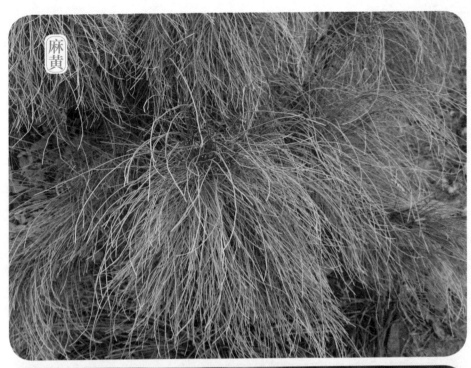

麻黄

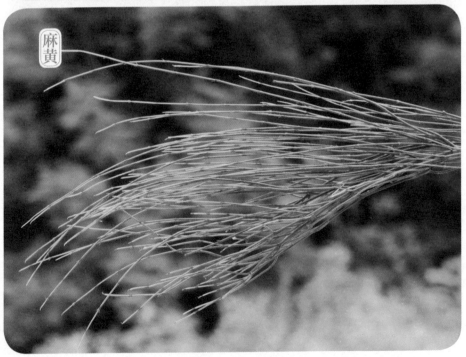

麻黄

葛根汤（仲景）太阳无汗恶风

葛根汤内麻黄囊，二味加入桂枝汤；

轻可去实因无汗，有汗加葛无麻黄。

桂枝、芍药、炙草各二两，姜三两，枣十二枚，此桂枝汤也，加葛根四两、麻黄三两。

中风表实，故汗不得出。《十剂》曰：轻可去实，葛根、麻黄之属是也。

去麻黄，名桂枝加葛根汤，仲景治太阳有汗恶风。

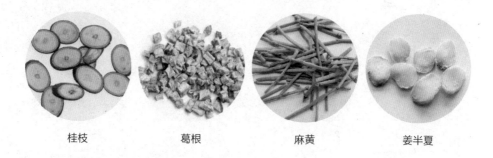

桂枝　　　　　葛根　　　　　麻黄　　　　　姜半夏

升麻葛根汤（钱乙）阳明升散

升麻葛根汤钱氏，再加芍药甘草是；

阳明发热与头疼，无汗恶寒均堪倚；

亦治时疫与阳斑，痘疹已出慎勿使。

升麻三钱，葛根、芍药各二钱，炙草一钱。轻可去实、辛能达表，故用升麻发散阳明表邪；阳邪盛则阴气虚，故加芍药敛阴和血；升麻、甘草升阳解毒，故亦治时疫。

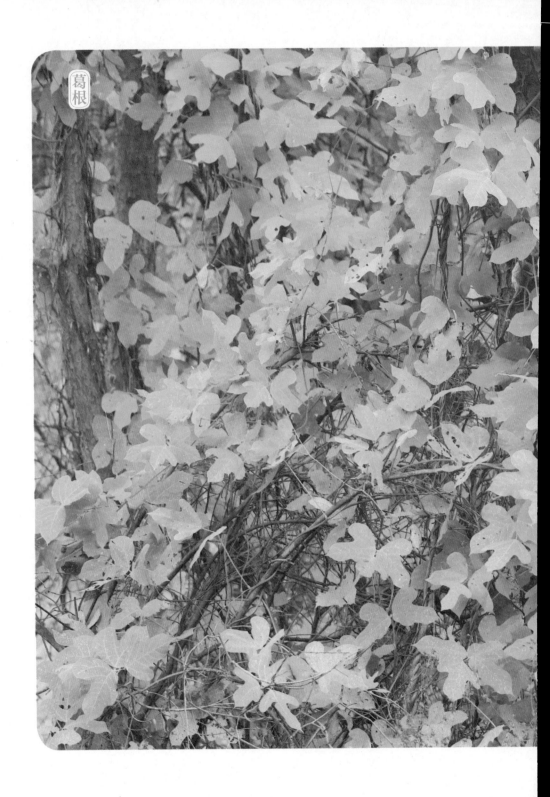

葛根

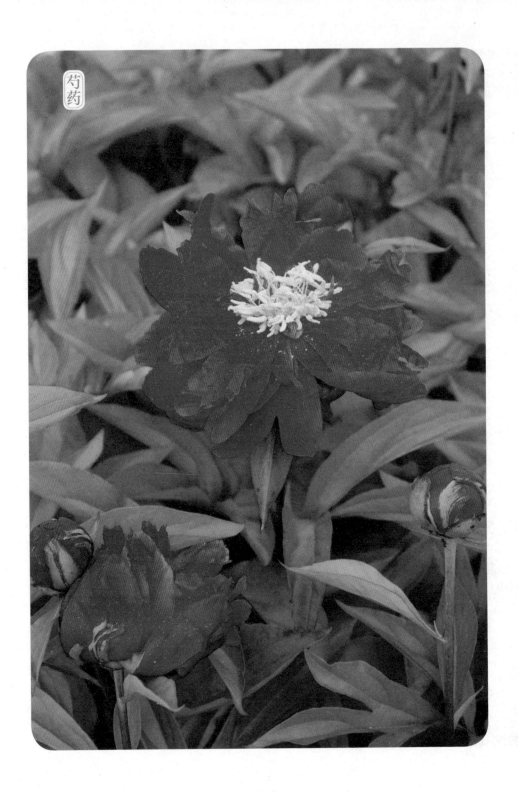

芍药

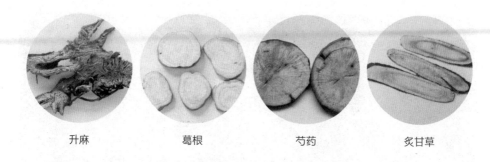

升麻　　　　　葛根　　　　　芍药　　　　　炙甘草

治阳明发热、头疼、无汗、恶寒及目痛、鼻干、不得卧等症。
痘疹已出，不宜用，恐升散重虚其表也。

九味羌活汤（张元素）解表通剂

九味羌活用防风，细辛苍芷与川芎；
黄芩生地同甘草，三阳解表益姜葱；
阴虚气弱人禁用，加减临时在变通。

羌活、防风、苍术各钱半，白芷、川芎、黄芩、生地、甘草各一钱，
细辛五分，加生姜、葱白煎。

洁古制此汤，以代麻黄、桂枝、青龙、各半等汤。用羌、防、细、
苍、芎、芷各走一经，祛风散寒为诸路之应兵；加黄芩泄气分之热，生
地泄血中之热，甘草以调和诸药。然黄芩、生地寒滞，未可概施，用时
宜审。

十神汤（《局方》）时行感冒

十神汤里葛升麻，陈草芎苏白芷加；

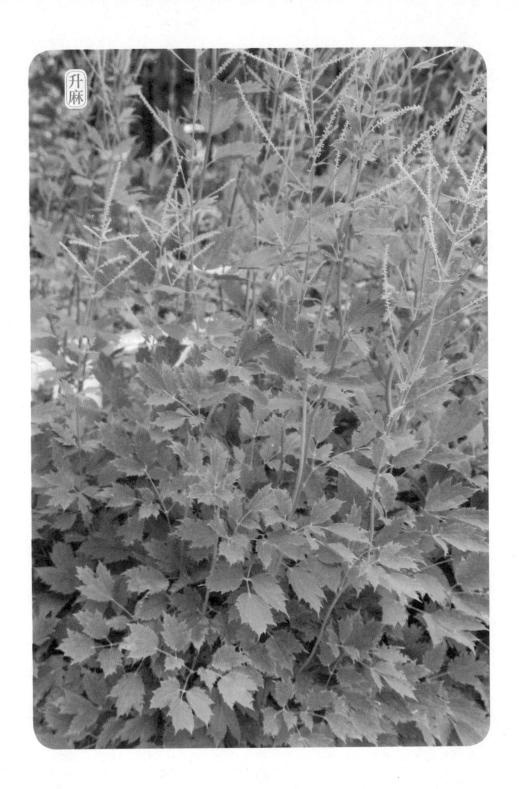

升麻

麻黄赤芍兼香附，时行感冒效堪夸。

葛根、升麻、陈皮、甘草、川芎、紫苏、白芷、麻黄、赤芍、香附等分，加姜、葱煎。治风寒两感，头痛发热，无汗恶寒，咳嗽鼻塞。芎、麻、升、葛、苏、芷、香附辛香利气，发表散寒；加芍药者，敛阴气于发汗之中；加甘草者，和阳气于疏利之队也。

吴绶曰：此方用升麻、干葛能解阳明瘟疫时气，若太阳伤寒发热用之，则引邪入阳明，传变发斑矣。慎之！

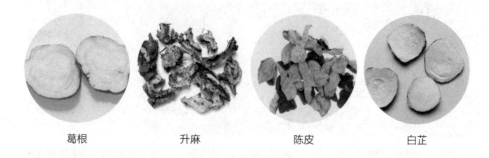

葛根　　　　　升麻　　　　　陈皮　　　　　白芷

神术散（《局方》）散风寒湿

神术散用甘草苍，细辛藁本芎芷羌；
各走一经祛风湿，风寒泄泻总堪尝；
太无神术即平胃，加入菖蒲与藿香；
海藏神术苍防草，太阳无汗代麻黄；
若以白术易苍术，太阳有汗此汤良。

苍术二两，炙草、细辛、藁本、白芷、川芎、羌活各一两，每服四钱，生姜、葱白煎。

太阴苍术，少阴细辛，厥阴、少阳川芎，太阳羌活、藁本，阳明白芷，此方与九味羌活汤意同，加藁本，除黄芩、生地、防风，较羌活汤更稳。

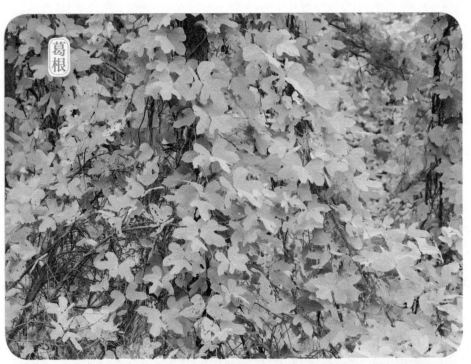

葛根

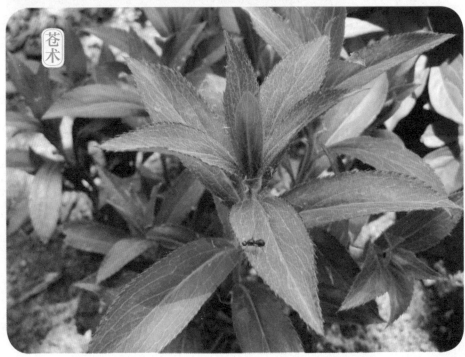

苍术

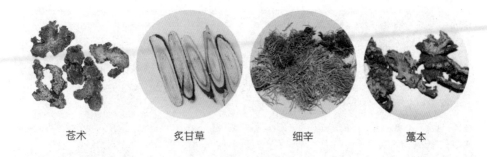

苍术　　　　炙甘草　　　　细辛　　　　藁本

太无，丹溪之师。神术散，即平胃散加菖蒲、藿香。陈皮为君二钱，苍术、厚朴各一钱，炙草、菖蒲、藿香各钱半，治岚瘴，瘟疟时气。

海藏神术散，苍术、防风各二两，炙草一两，用代仲景麻黄汤，治太阳伤寒无汗。若此方以白术易苍术，名白术汤，用代桂枝汤，治太阳伤风有汗。二术主治略同，特有止汗、发汗之异。

麻黄附子细辛汤 （仲景）少阳表证

麻黄附子细辛汤，发表温经两法彰；
若非表里相兼治，少阴反热曷能康。

麻黄、细辛各二两，附子一枚（炮）。麻黄发太阳之汗，附子温少阴之经，细辛为肾经表药，联属其间。

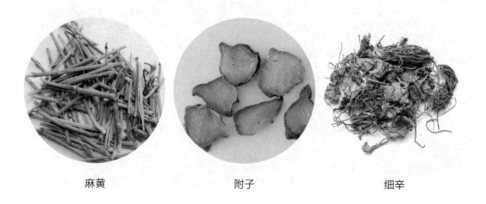

麻黄　　　　附子　　　　细辛

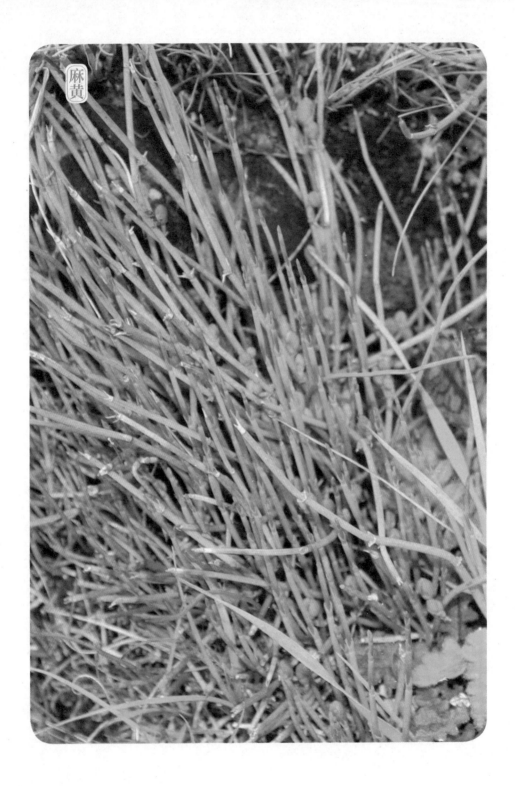

麻黄

少阴证脉沉属里，当无热，今反发热，为太阳表证未除。

人参败毒散（《活人》）暑湿热时行

人参败毒茯苓草，枳桔柴前羌独芎；
薄荷少许姜三片，时行感冒有奇功；
去参名为败毒散，加入消风治亦同。

毒，即湿热也。人参、茯苓、枳壳、桔梗、柴胡、前胡、羌活、独活、川芎各一两，甘草五钱，每服二两，加薄荷、生姜煎。羌活理太阳游风，独活理少阴伏风，兼能去湿除痛，川芎、柴胡和血升清，枳壳、前胡行痰降气，甘、桔、参、苓清肺强胃，辅正匡邪也。喻嘉言曰：暑、湿、热三气门中，推此方为第一，俗医减却人参，曾与他方有别耶？

合消风散（见风门），名消风败毒散。

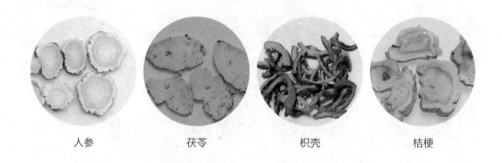

人参　　　　　茯苓　　　　　枳壳　　　　　桔梗

再造散（节庵）阳虚不能作汗

再造散用参芪甘，桂附羌防芎芍参；
细辛加枣煨姜煎，阳虚无汗法当谙。

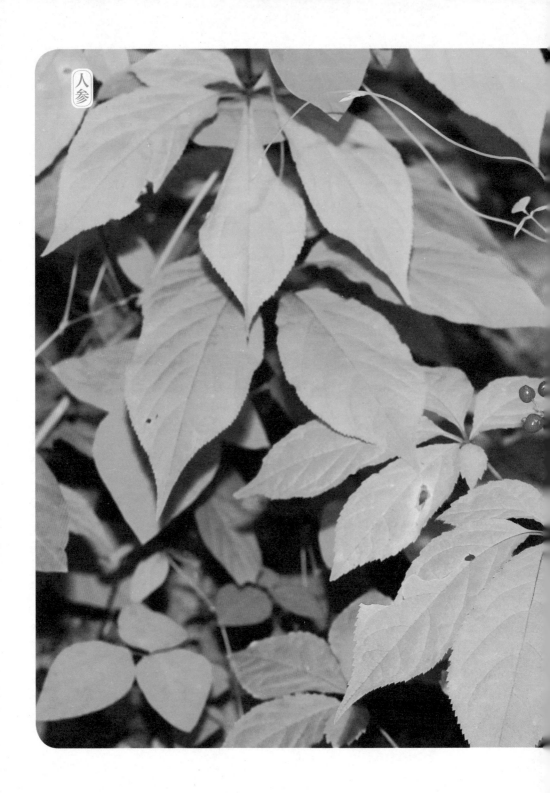

人参

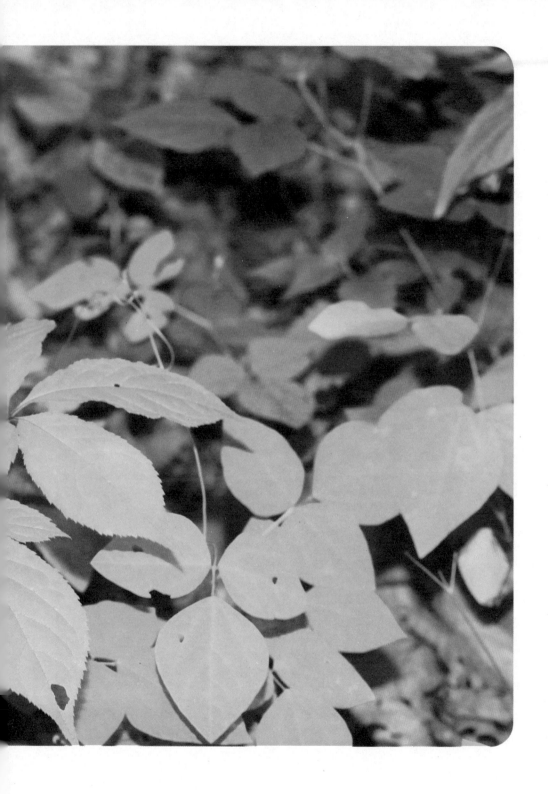

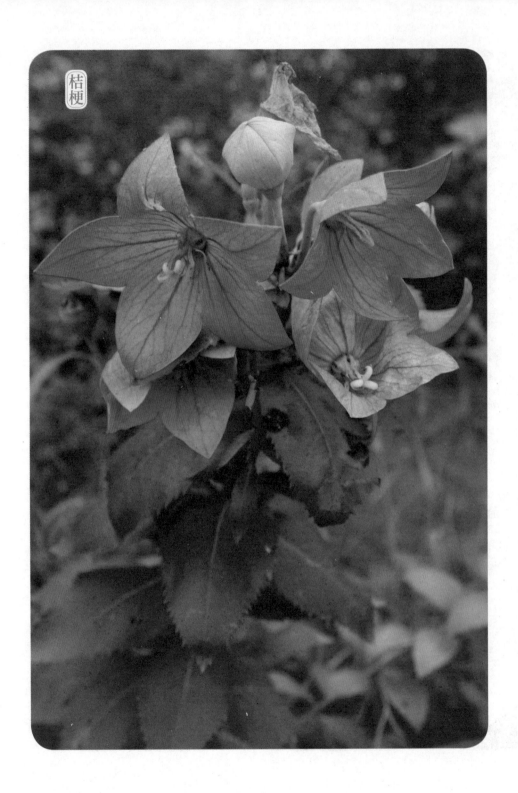

桔梗

人参、黄芪、甘草、川芎、白芍（酒炒）、羌活、防风、桂枝、附子（炮）、细辛，煨姜、大枣煎。以参、芪、甘、姜、桂、附大补其阳虚，助羌、防、芎、细散寒发表，加芍药者，于阳中敛阴，散中有收也。

陶节庵曰：发热头痛，恶寒无汗，服汗剂汗不出者为阳虚，不能作汗名无阳证，庸医不识，不论时令，遂以升麻重剂劫取其汗，误人死者多矣。又曰：人第知参、芪能止汗，而不知其能发汗，以在表药队中，则助表药而解散也。

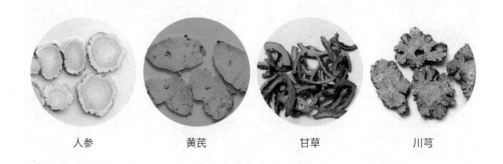

人参　　　　　黄芪　　　　　甘草　　　　　川芎

麻黄人参芍药汤（东垣）内虚感寒

麻黄人参芍药汤，桂枝五味麦冬襄；
归芪甘草汗兼补，虚人外感服之康。

麻黄、芍药、黄芪、归身、甘草（炙）各一钱，人参、麦冬各三分，桂枝五分，五味五粒。东垣治一人内蕴虚热，外感大寒而吐血，法仲景麻黄汤加补剂制此方，一服而愈。

原解曰：麻黄散外寒，桂枝补表虚，黄芪实表益卫，人参益气固表，麦冬、五味保肺气，甘草补脾，芍药安太阴，当归和血养血。

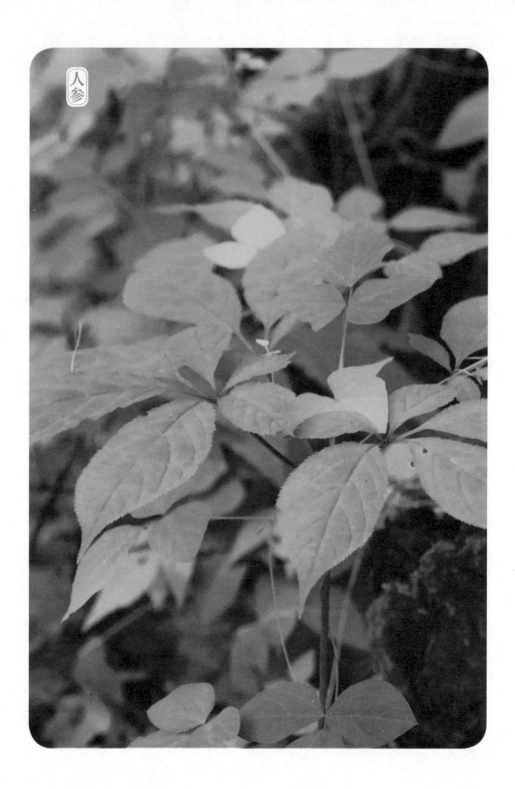

人参

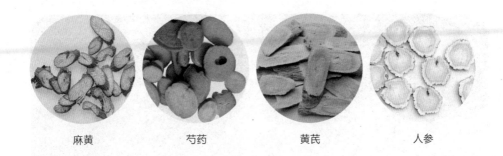

麻黄　　　　　芍药　　　　　黄芪　　　　　人参

神白散（《卫生家宝》）一切风寒

神白散用白芷甘，姜葱淡豉与相参；

一切风寒皆可服，妇人鸡犬忌窥探；

《肘后》单煎葱白豉，用代麻黄功不惭。

白芷一两，甘草五钱，淡豉五十粒，姜三片，葱白三寸，煎服取汁。煎要至诚，服乃有效。

《肘后》单煎葱一握，豉一升，名葱豉汤。伤寒初觉头痛身热，便宜服之，可代麻黄汤。

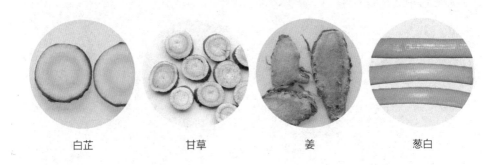

白芷　　　　　甘草　　　　　姜　　　　　葱白

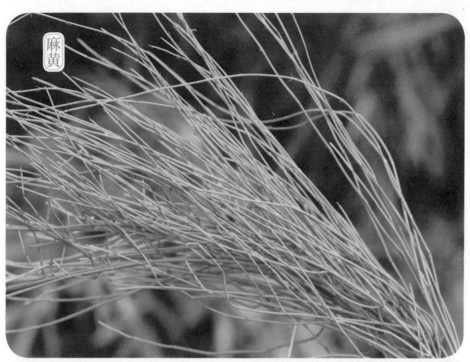

麻黄

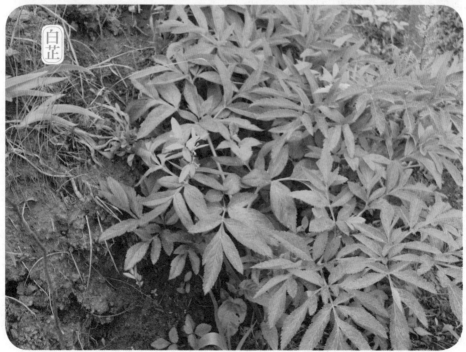

白芷

三、攻里之剂（七首 附方四）

大承气汤（仲景）胃腑三焦大热大实

大承气汤用芒硝，枳实大黄厚朴饶；
救阴泄热功偏擅，急下阳明有数条。

大黄四两（酒洗），芒硝三合，厚朴八两，枳实五枚。大黄治大实，芒硝治大燥大坚，二味治无形血药；厚朴治大满，枳实治痞，二味治有形气药。热毒传入阳明胃腑，痞、满、燥、实、坚全见，杂证三焦实热并须以此下之。胃为水谷之海，土为万物之母，四旁有病皆能传入胃腑，则不复传他经矣。

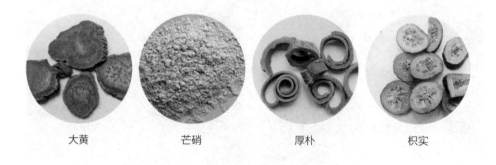

大黄　　　　　芒硝　　　　　厚朴　　　　　枳实

陶节庵曰：伤寒热邪传里，须看热气浅深用药，大承气最紧，小承气次之，调胃又次之，大柴胡又次之。盖恐硝性燥急，故不轻用。

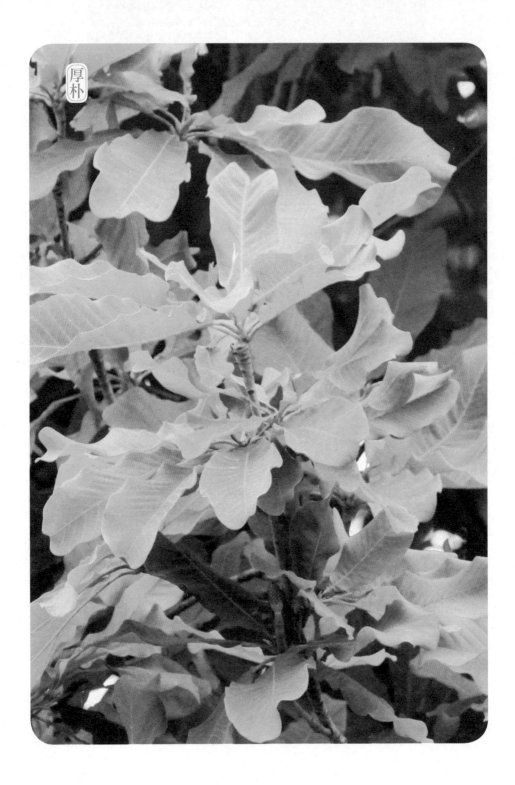

厚朴

小承气汤（仲景）胃腑实满

小承气汤朴实黄，谵狂痞硬上焦强；

益以羌活名三化，中气闭实可消详。

大黄四两，厚朴二两（姜炒），枳实三枚（麸炒）。

热在上焦则满，在中焦则硬，胃有燥粪则谵语。不用芒硝者，恐伤下焦真阴也。

用承气治二便，加羌活（名三化汤）治风，中风体实者可偶用，然涉虚者多不可轻投。

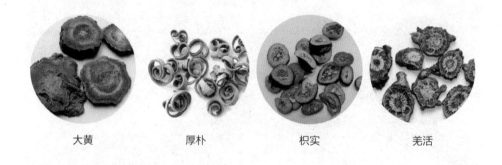

大黄　　　　厚朴　　　　枳实　　　　羌活

调胃承气汤（仲景）胃实缓攻

调胃承气硝黄草，甘缓微和将胃保；

不用朴实伤上焦，中焦燥实服之好。

大黄（酒浸）、芒硝各一两，甘草（炙）五钱。用甘草，甘以缓之，微和胃气，勿令大泄下。不用厚朴、枳实，恐伤上焦氤氲之气也。

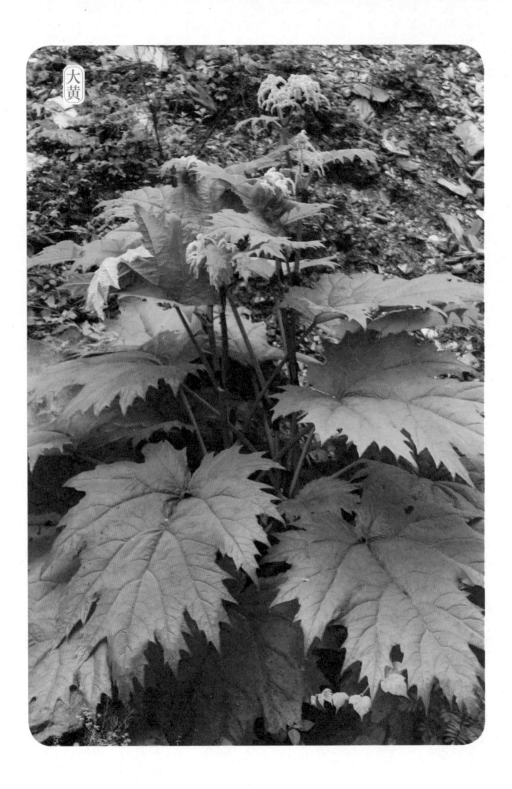

大黄

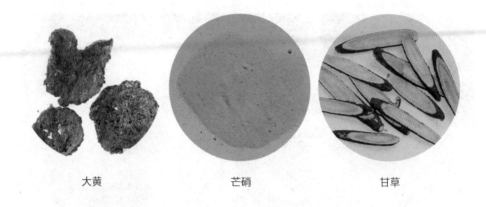

大黄   芒硝   甘草

木香槟榔丸（张子和）一切实积

木香槟榔青陈皮，枳壳柏连棱术随；

大黄黑丑兼香附，芒硝水丸量服之；

一切实积能推荡，泻痢实疟用咸宜。

　　木香、槟榔、青皮（醋炒）、陈皮、枳壳（炒）、黄柏（酒炒）、黄连（吴茱萸炒）、三棱、莪术并醋煎各五钱，大黄（酒浸）一两，香附、牵牛各二两，芒硝水丸，量虚实服。木香、香附、青、陈、枳壳利气宽肠，黑牵牛、槟榔下气尤速，气行则无痞满后重之患矣，连、柏燥湿清热，棱、莪行气破血，硝、黄去血中伏热，并为推坚峻品，湿热积滞去则二便调而三焦通泰矣。盖宿垢不净，清阳终不得升，亦通因通用之义也。

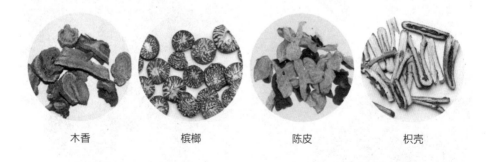

木香   槟榔   陈皮   枳壳

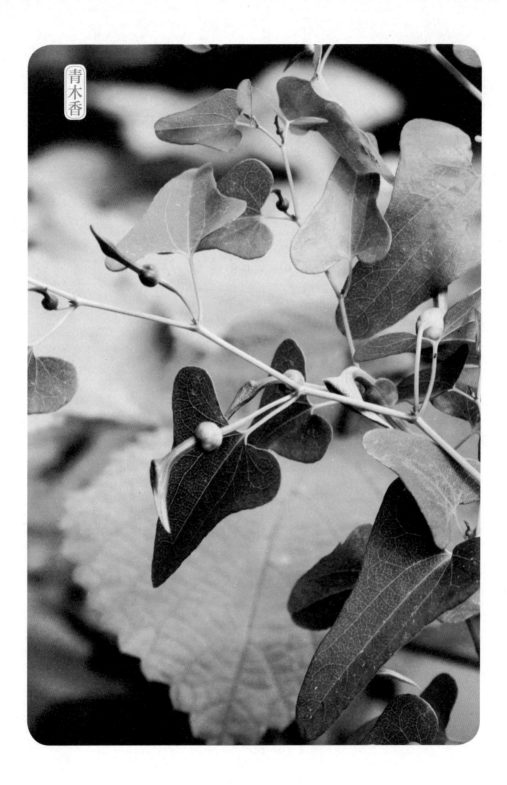

青木香

枳实导滞丸（东垣）湿热积滞

枳实导滞首大黄，芩连曲术茯苓勷；

泽泻蒸饼糊丸服，湿热积滞力能攘；

若还后重兼气滞，木香导滞加槟榔。

大黄一两，枳实（麸炒）、黄芩（酒炒）、黄连（酒炒）、神曲（炒）各五钱，白术（土炒）、茯苓各三钱，泽泻二钱，蒸饼糊丸，量虚实服之。黄、枳实荡热荡积，芩、连佐之以清热，苓、泽佐之以利湿，神曲佐之以消食，又恐苦寒力峻，故加白术补土固中。

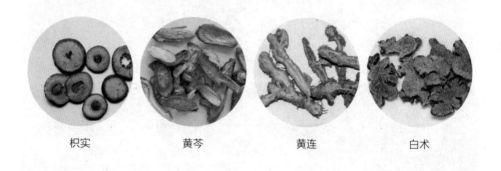

枳实　　　　黄芩　　　　黄连　　　　白术

温脾汤（《千金》）温药攻下

温脾参附与干姜，甘草当归硝大黄；

寒热并行治寒积，脐腹绞结痛非常。

人参、附子、甘草、芒硝各一两，大黄五两，当归、干姜各三两，煎服日三，本方除当归、芒硝，亦名温脾汤，治久痢赤白，脾胃冷实不消。硝、黄以荡其积，姜、附以祛其寒，参、草、当归以保其血气。

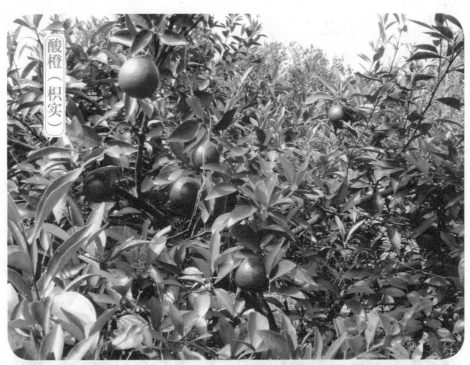

酸橙（枳实）

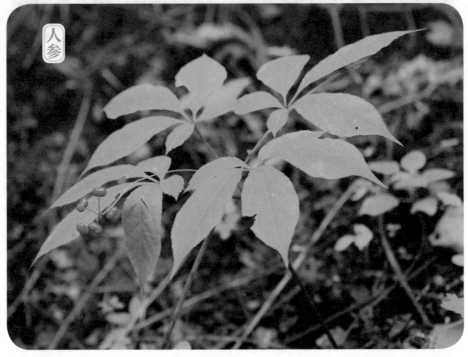

人参

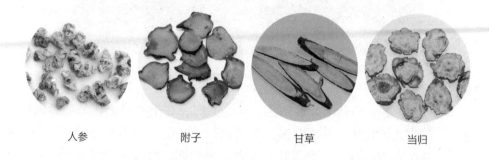

| 人参 | 附子 | 甘草 | 当归 |

按：古人方中多有硝、黄、连、柏与姜、茱、桂、附寒热并用者，亦有参、术、硝、黄补泻并用者，亦有大黄、麻黄汗下兼行者，今人罕识其旨，姑录此方以见治疗之妙不一端也。

蜜煎导法（仲景）肠枯便秘

蜜煎导法通大便，或将胆汁灌肛中；
不欲苦寒伤胃腑，阳明无热勿轻攻。

仲景用蜜熬如饴，捻作挺子，掺皂角末，乘热纳谷道中，或掺盐。或将猪胆汁灌肛中：用猪胆汁（醋和），以竹管插入肛中，将汁灌入，顷当大便，名猪胆汁导法。

胃腑无热而便秘者，为汗多津液不足，不宜用承气妄攻。此仲景心法，后人罕知，故录三方于攻下之末。

四、涌吐之剂（二首　附方六）

汗、吐、下、和乃治疗之四法。《经》曰：在上者涌之，其高者因而越之。故古人治病用吐法者最多。朱丹溪曰：吐中就有发散之义。张子和曰：诸汗法古方多有之，惟以吐发汗者世罕知之，今人医疗惟用汗、下、和，而吐法绝置不用，可见时师之阙略，特补涌吐一门，方药虽简，而不可废也。若丹溪用四物、用四君引吐，又治小便不通亦用吐法，是又在用者之圆神矣。

瓜蒂散（仲景）痰食实热

瓜蒂散中赤小豆，或入藜芦郁金凑；

此吐实热与风痰，虚者参芦一味勾；

若吐虚烦栀豉汤，剧痰乌附尖方透；

古人尚有烧盐方，一切积滞功能奏。

甜瓜蒂（炒黄）、赤豆，共为末，熟水或齑水调，量虚实服之。

张子和去赤豆加藜芦、防风，一方去赤豆加郁金、韭汁，俱名三圣散，鹅翎探吐，并治风痰。

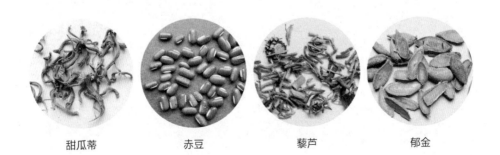

| 甜瓜蒂 | 赤豆 | 藜芦 | 郁金 |

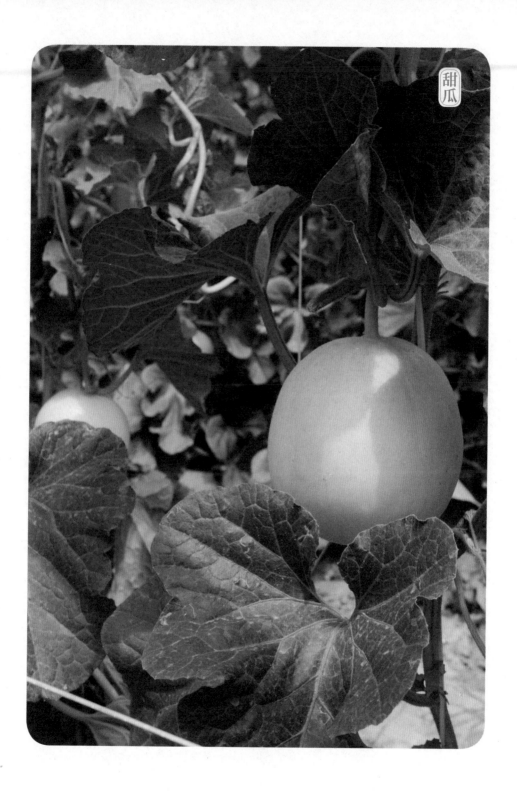

甜瓜

瓜蒂吐实热，藜芦吐风痰。

虚人痰壅不得服瓜蒂者，以参芦代之，或加竹沥。

仲景栀子十四枚，豉四合，治伤寒后虚烦。

丹溪治许白云，用瓜蒂、栀子、苦参、藜芦，屡吐不透，后以浆水和乌附尖服，始得大吐。

烧盐熟汤调服，以指探吐，治霍乱、宿食、冷痛症。《千金》曰：凡病宜吐，大胜用药。

稀涎散（严用和）吐中风痰

稀涎皂角白矾班，或益藜芦微吐间；
风中痰升人眩仆，当先服此通其关；
通关散用细辛皂，吹鼻得嚏保生还。

皂角四挺（去皮、弦，炙），白矾一两，为末，每服五分。白矾酸苦涌泄，能软顽痰；皂角辛酸通窍，专制风木。此专门之兵也，初中风时宜用之。

风中痰升而眩仆者，令微吐稀涎，续进他药。

细辛、皂角，为末。卒中者用此吹鼻，有嚏者可治，无嚏者为其肺气已绝矣。

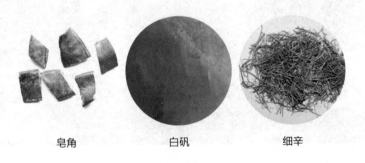

皂角　　　　　白矾　　　　　细辛

小柴胡汤（仲景）和解

小柴胡汤和解供，半夏人参甘草从；
更用黄芩加姜枣，少阳百病此为宗。

柴胡八两，半夏半升，人参、甘草、黄芩、生姜各三两，大枣十二枚。治一切往来寒热，胸满胁痛，心烦喜呕，口苦耳聋，咳渴悸利，半表半里之证。属少阳经者，但见一症便是，不必悉具。胆腑清净，无出无入，经在半表半里，法宜和解。柴胡升阳达表，黄芩退热和阴，半夏祛痰散逆，参、草辅正补中，使邪不得复传入里也。

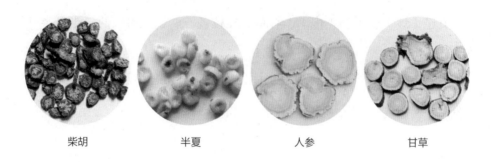

柴胡　　　　　半夏　　　　　人参　　　　　甘草

四逆散（仲景）阳邪热厥

四逆散里用柴胡，芍药枳实甘草须；
此是阳邪成厥逆，敛阴泄热平剂扶。

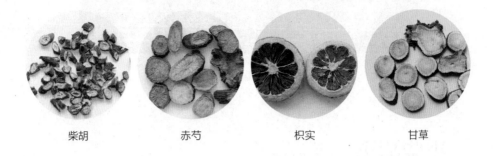

柴胡　　　　　赤芍　　　　　枳实　　　　　甘草

　　柴胡、芍药（炒）、枳实（麸炒）、甘草（炙）等分。治阳邪入里，四肢逆而不温。芍药敛阴，枳实泄热，甘草和逆，柴胡散邪，用平剂以和解之。

黄连汤（仲景）升降阴阳

　　黄连汤内用干姜，半夏人参甘草藏；
　　更用桂枝兼大枣，寒热平调呕痛忘。

　　黄连（炒）、干姜（炮）、甘草、桂枝各三两，人参二两，半夏半升，大枣十二枚。
　　治胸中有热而欲呕，胃中有寒而作痛，或丹田有热、胸中有寒者，仲景亦用此汤。

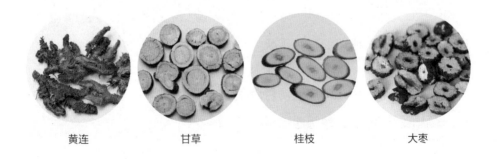

黄连　　　　　甘草　　　　　桂枝　　　　　大枣

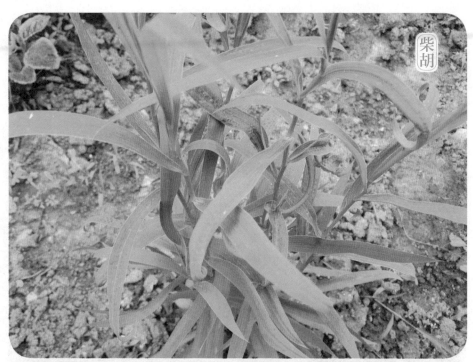

柴胡

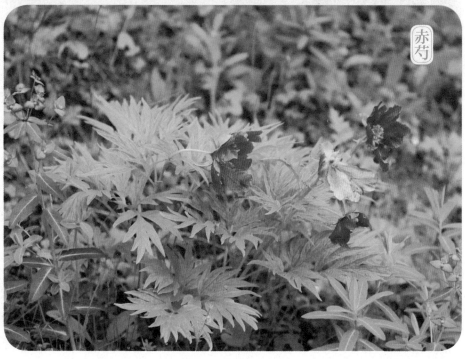

赤芍

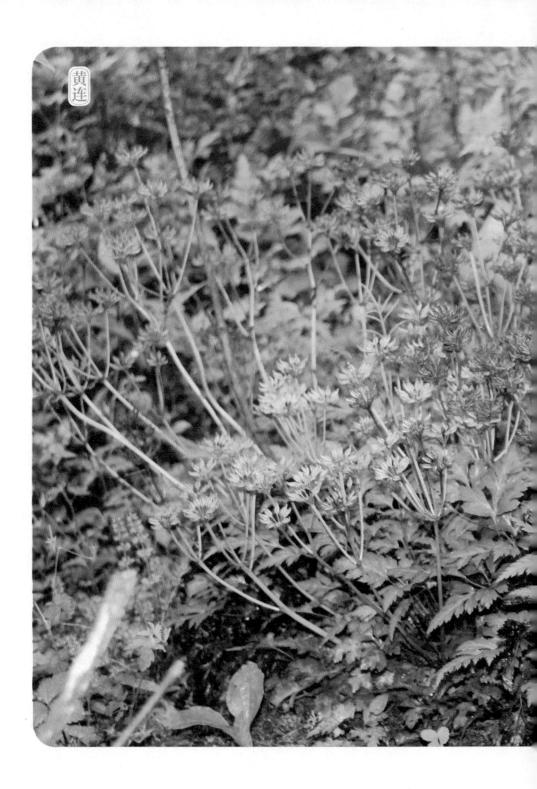

黄连

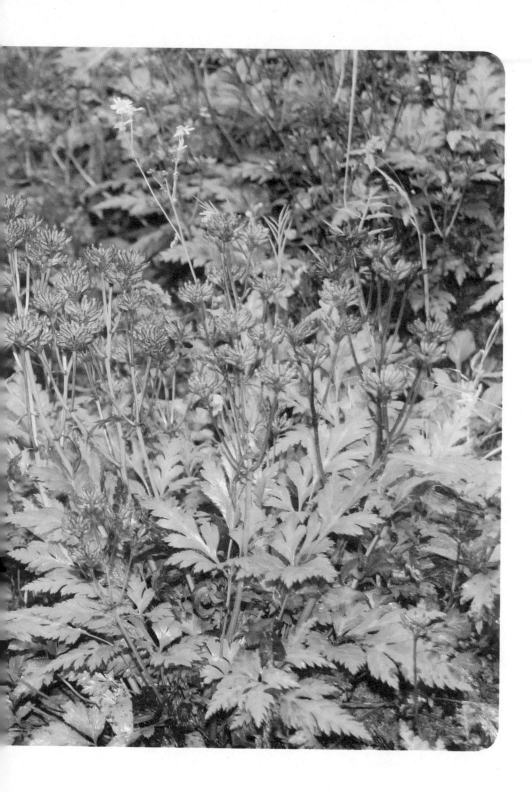

按：此汤与小柴胡汤同义，以桂枝易柴胡，以黄连易黄芩，以干姜易生姜，余药同，皆和解之义。但小柴胡汤属少阳药，此汤属太阳、阳明药也。

黄芩汤 （仲景）太阳、少阳合病下利

黄芩汤用甘芍并，二阳合利枣加烹；
此方遂为治痢祖，后人加味或更名；
再加生姜与半夏，前症兼呕此能平；
单用芍药与甘草，散逆止痛能和营。

治太阳、少阳合病下利。黄芩三两，芍药、甘草各二两，枣十二枚。阳邪入里，故以黄芩彻其热，甘草、大枣和其太阴。

利，泄泻也；痢，滞下也。仲景本治伤寒下利，《机要》用此治痢，更名黄芩芍药汤。洁古治痢，加木香、槟榔、大黄、黄连、当归、官桂，名芍药汤。

再加生姜、半夏，名黄芩加生姜半夏汤（仲景）。

单用芍药、甘草（炙），等分，名芍药甘草汤（仲景）。

虞天民曰：白芍不惟治血虚，兼能行气。腹痛者，营气不和，逆于内里，以白芍行营气，以甘草和逆气，故治之也。

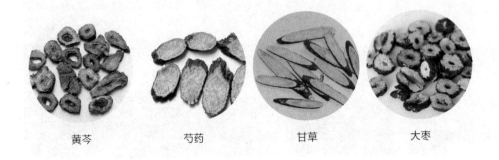

黄芩　　　　芍药　　　　甘草　　　　大枣

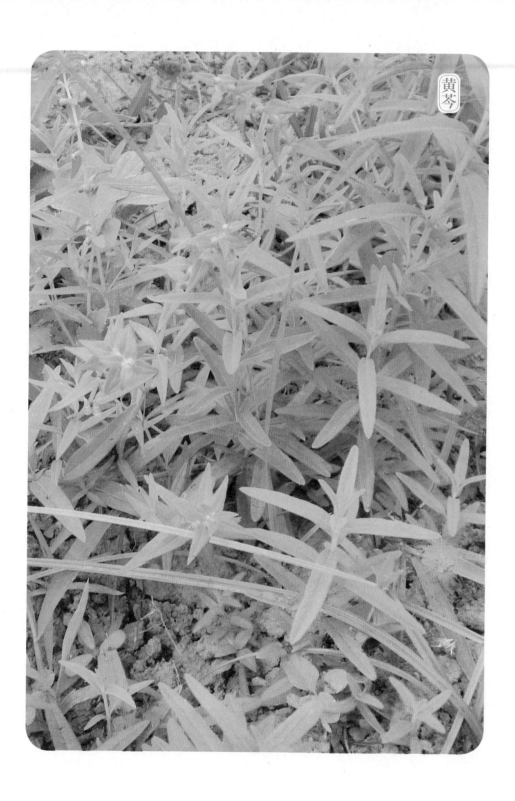

黄芩

逍遥散（《局方》）解郁调经

逍遥散用当归芍，柴苓术草加姜薄；

散郁除蒸功最奇，调经八味丹栀着。

柴胡、当归（酒拌）、白芍（酒炒）、白术（土炒）、茯苓各一钱，甘草（炙）五分，加煨姜、薄荷煎。

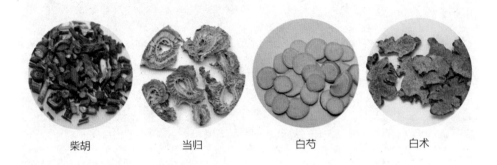

柴胡　　　　　当归　　　　　白芍　　　　　白术

肝虚则血病，归、芍养血平肝，木盛则土衰，术、草和中补土，柴胡升阳散热，茯苓利湿宁心，生姜暖胃祛痰，薄荷消风理血。《医贯》曰：方中柴胡、薄荷二味最妙，盖木喜风摇，寒即摧萎，温即发生，木郁则火郁，火郁则土郁，土郁则金郁，金郁则水郁，五行相因，自然之理也。余以一方治木郁，而诸郁皆解，逍遥散是也。

加丹皮、栀子，名八味逍遥散，治肝伤血少。

藿香正气散（《局方》）治一切不正之气

藿香正气大腹苏，甘桔陈苓术朴俱；

夏曲白芷加姜枣，感伤岚瘴并能驱。

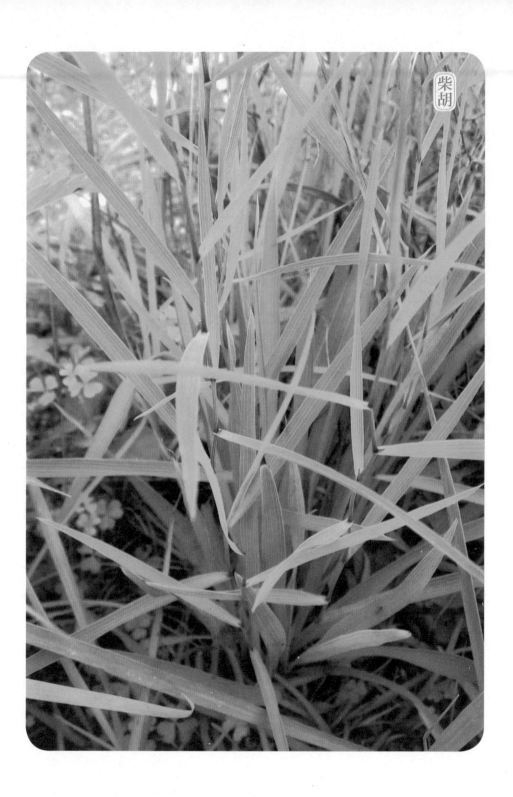

柴胡

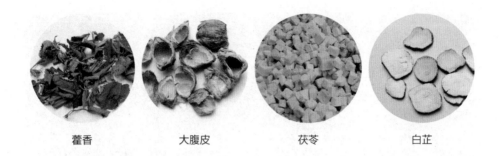

藿香　　　　　大腹皮　　　　　茯苓　　　　　　白芷

藿香、大腹皮、紫苏、茯苓、白芷各三两，陈皮、白术（土炒）、厚朴（姜汁炒）、半夏曲、桔梗各二两，甘草一两，每服五钱，加姜、枣煎。藿香理气和中，辟恶止呕；苏、芷、桔梗散寒利膈，以散表邪；腹、朴消满；陈、夏除痰，以疏里滞；苓、术、甘草益脾去湿，以辅正气，正气通畅，则邪逆自已矣。

六和汤（《局方》）调和六气

六和藿朴杏砂呈，半夏木瓜赤茯并；
术参扁豆同甘草，姜枣煎之六气平；
或益香薷或苏叶，伤寒伤暑用须明。

藿香、厚朴、杏仁、砂仁、半夏、木瓜、赤茯苓、白术、人参、扁豆、甘草，加姜、枣煎。能御风、寒、暑、湿、燥、火六气，故名曰六

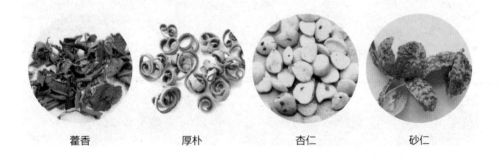

藿香　　　　　厚朴　　　　　杏仁　　　　　　砂仁

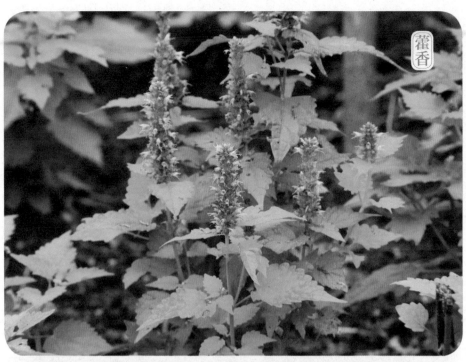

藿香

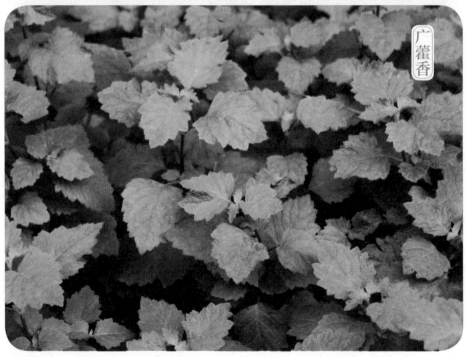

广藿香

和。藿、朴、杏、砂理气化食，参、术、陈、夏补正匡脾，豆、瓜祛暑，赤茯行水，大抵以理气健脾为主，脾胃既强，则诸邪不能干矣。

伤寒加苏叶，伤暑加香薷。

清脾饮（严用和）温疟

清脾饮用青朴柴，芩夏甘苓白术偕；
更加草果姜煎服，热多阳疟此方佳。

青皮、厚朴（醋炒）、柴胡、黄芩、半夏（姜制）、甘草（炙）、茯苓、白术（土炒）、草果（煨），加姜煎。疟不止加酒炒常山一钱、乌梅二个，大渴加麦冬、知母。疟疾一名脾寒，盖因脾胃受伤者居多。此方乃加减小柴胡汤从温脾诸方而一变也，青、柴平肝平滞，朴、夏平胃祛痰，芩、苓清热利湿，术、草补脾调中，草果散太阴积寒、除痰截疟。

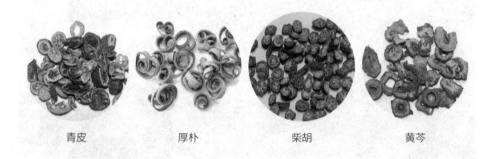

青皮　　　厚朴　　　柴胡　　　黄芩

痛泻要方（刘草窗）痛泻

痛泻要方陈皮芍，防风白术煎丸酌；
补土泻木理肝脾，若作食伤医便错。

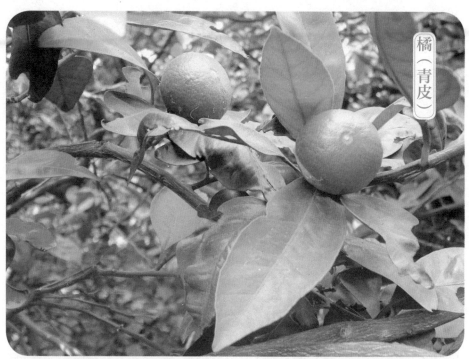

橘（青皮）

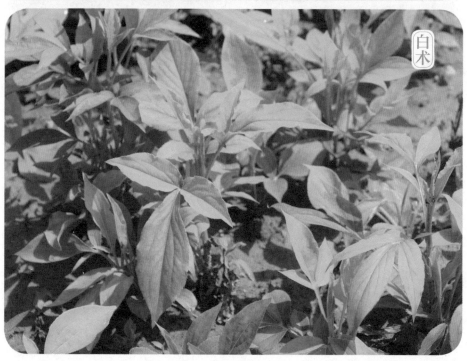

白术

白术（土炒）三两，白芍（酒炒）四两，陈皮（炒）半两，防风一两，或煎或丸，久泻加升麻。陈皮理气补脾，防、芍泻木益土。

吴鹤皋曰：伤食腹痛，得泻便减，今泻而痛不减，故责之土败木贼也。

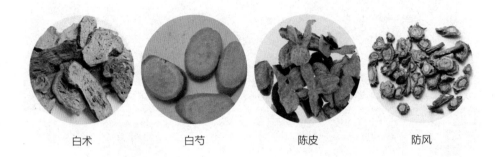

白术　　　　　白芍　　　　　陈皮　　　　　防风

六、表里之剂（八首 附方五）

大柴胡汤（仲景）发表攻里

大柴胡汤用大黄，枳实芩夏白芍将；

煎加姜枣表兼里，妙法内攻并外攘；

柴胡芒硝义亦尔，仍有桂枝大黄汤。

　　柴胡八两，大黄二两，枳实四枚，半夏半升，黄芩、芍药各三两，生姜五两，大枣十二枚。治阳邪入里，表证未除，里证又急者。柴胡解表，大黄、枳实攻里，黄芩清热，芍药敛阴，半夏和胃止呕，姜、枣调和营卫。

　　按：本方、次方治少阳阳明，后方治太阳阳明，为不同。

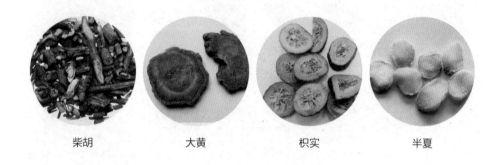

柴胡　　　　　大黄　　　　　枳实　　　　　半夏

　　小柴胡汤加芒硝六两，名柴胡加芒硝汤（仲景）。

　　仲景桂枝汤内加大黄一两、芍药三两。治太阳误下，转属太阴大实痛者。

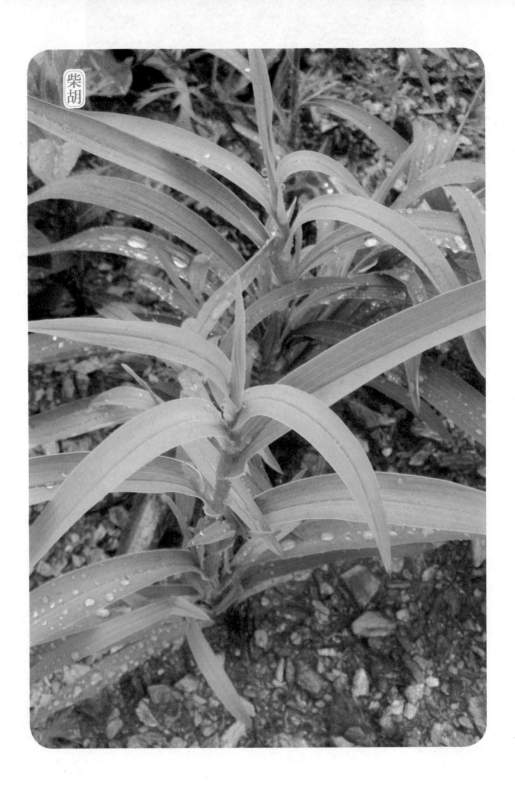

柴胡

防风通圣散 （河间） 表里实热

防风通圣大黄硝，荆芥麻黄栀芍翘；

甘桔芎归膏滑石，薄荷芩术力偏饶；

表里交攻阳热盛，外科疡毒总能消。

　　大黄（酒蒸）、芒硝、防风、荆芥、麻黄、黑栀、白芍（炒）、连翘、川芎、当归、薄荷、白术各五钱，桔梗、黄芩、石膏各一两，甘草二两，滑石三两，加姜、葱煎。荆、防、麻黄、薄荷发汗而散热搜风，栀子、滑石、硝、黄利便而降火行水，芩、桔、石膏清肺泻胃，川芎、归、芍养血补肝，连翘散气聚血凝，甘、术能补中燥湿，故能汗不伤表、下不伤里也。

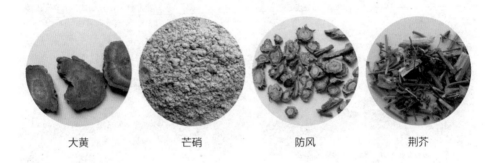

大黄　　　　芒硝　　　　防风　　　　荆芥

五积散 （《局方》） 解散表里

五积散治五般积，麻黄苍芷芍归芎；

枳桔桂姜甘茯朴，陈皮半夏加姜葱；

陈桂枳陈余略炒，熟料尤增温散功；

温中解表祛寒湿，散痞调经用名充。

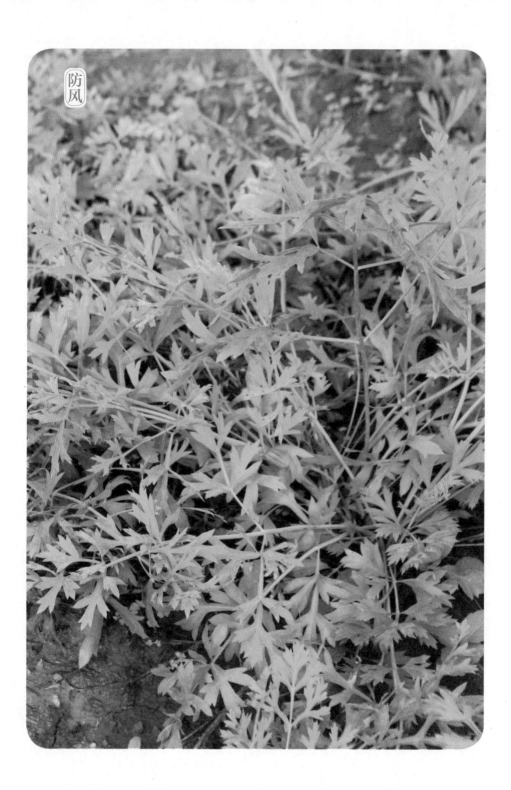

防风

五积，即寒积、食积、气积、血积、痰积也。

当归、川芎、白芍、茯苓、桔梗各八分，苍术、白芷、厚朴、陈皮各六分，枳壳七分，麻黄、半夏各四分，肉桂、干姜、甘草各三分。重表者用桂枝，桂、麻解表散寒，甘、芍和里止痛，苍、朴平胃，陈、夏消痰，芎、归养血，茯苓利水，姜、芷祛寒湿，枳、桔利膈肠，一方统治多病，唯善用者变而通之。

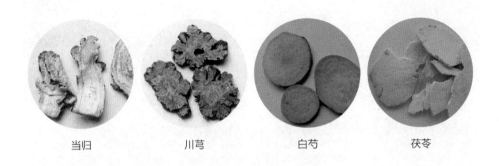

| 当归 | 川芎 | 白芍 | 茯苓 |

桂、枳、陈三味生用，余药微炒，名熟味五积散。

陶节庵曰：凡阴证伤寒，脉浮沉无力者，均当服之，亦可加附子。

葛根黄芩黄连汤（仲景）太阳阳明证

葛根黄芩黄连汤，甘草四般治二阳；

解表清里兼和胃，喘汗自利保平康。

治太阳桂枝证，医误下之，邪入阳明，协热下利、脉促、喘而汗出者。葛根八两，炙草、黄芩各二两，黄连三两。

成无己曰：邪在里，宜见阴脉。促为阳盛，知表未解也。病有汗出而喘者，为邪气外甚。今喘而汗出，为里热气逆，与此方散表邪清里热。脉

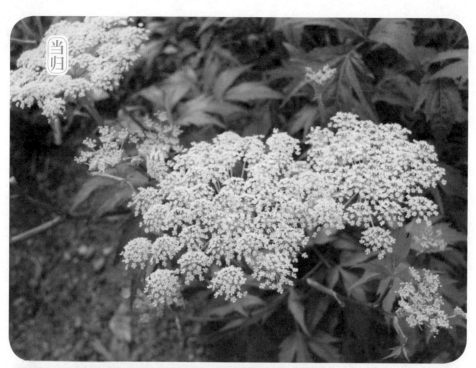

当归

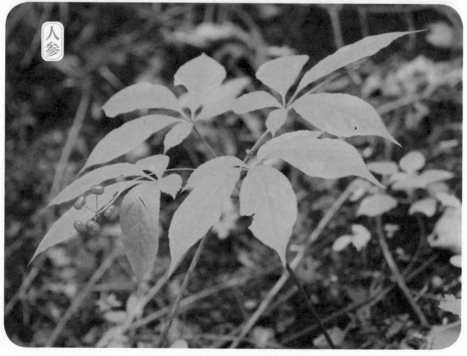

人参

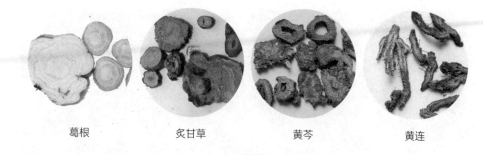

葛根　　　　炙甘草　　　　黄芩　　　　黄连

数而止，曰促。用葛根者，专主阳明之表。

参苏饮（元戎）内伤外感

参苏饮内用陈皮，枳壳前胡半夏宜；
干葛木香甘桔茯，内伤外感此方推；
参前若去芎柴入，饮号芎苏治不差；
香苏饮仅陈皮草，感伤内外亦堪施。

人参、紫苏、前胡、半夏（姜制）、干葛、茯苓各七钱半，陈皮、枳壳（麸炒）、桔梗、木香、甘草各二钱，每服二钱，加姜、枣煎。治外感内伤，发热头痛，呕逆咳嗽，痰眩风泻。外感重者，去枣加葱白。紫苏、葛、前胡解表，参、苓、甘草补中，陈皮、木香行气破滞，半夏、枳、桔利膈祛痰。

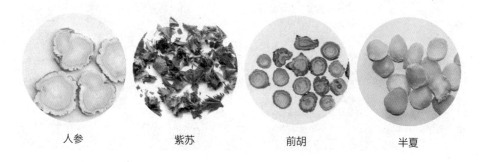

人参　　　　紫苏　　　　前胡　　　　半夏

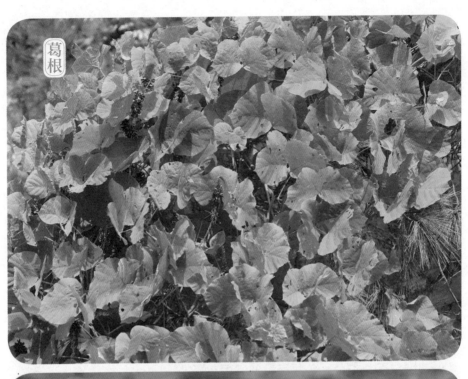

葛根

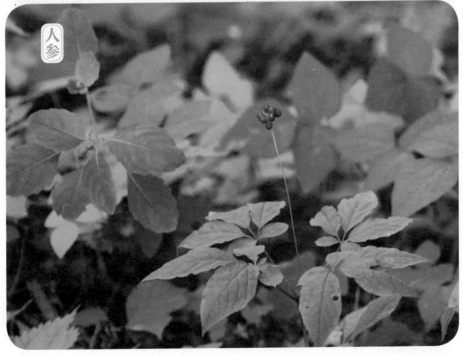

人参

去人参、前胡，加川芎、柴胡，名芎苏饮，不服参者宜之。

香苏饮（《局方》），即香附（炒）、紫苏各二钱，陈皮（去白）一钱，甘草七分，加姜、葱煎。

茵陈丸（《外台》）汗吐下兼行

茵陈丸用大黄硝，龟甲常山巴豆邀；
杏仁栀豉蜜丸服，汗吐下兼三法超；
时气毒疠及疟痢，一丸两服量病调。

茵陈、芒硝、龟甲（炙）、栀子各二两，大黄五两，常山、杏仁（炒）各三两，巴豆一两（去心、皮，炒），豉五合，蜜丸梧子大，每服一丸。或吐、或汗、或利，不应，再服一丸，不应，以热汤投之。栀子、淡豉，栀子豉汤也，合常山可以涌吐，合杏仁可以解肌；大黄、芒硝，承气汤也，可以荡热去实，合茵陈可以利湿退黄，加巴豆大热以去脏腑积寒，加龟甲滋阴以退血分寒热。此方备汗、吐、下三法，虽云劫剂，实是佳方。

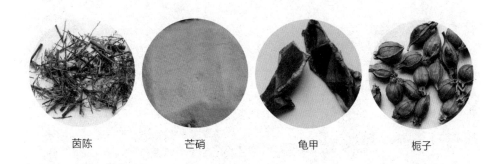

茵陈　　　　　芒硝　　　　　龟甲　　　　　栀子

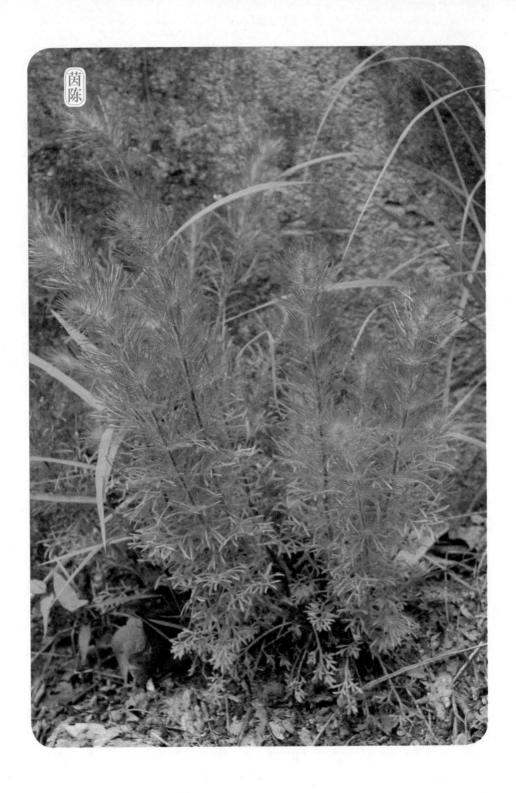

茵陈

大羌活汤 伤寒两感

大羌活汤即九味，己独知连白术暨；

散热培阴表里和，伤寒两感差堪慰。

即九味羌活汤，加防己、独活、黄连、白术、知母各一两，余药各三钱，每服五钱。

两感伤寒：一曰太阳与少阴俱病，二曰阳明与太阴俱病，三曰少阳与厥阴俱病。阴阳表里同时俱病，欲汗则有里证，欲下则有表证。《经》曰：其两感于寒者必死。仲景无治法，洁古为制此方，间有生者。羌、独、苍、防、细辛以散寒发热，芩、连、防己，知母、芎、地以清里培阴，白术、甘草以固中和表里。

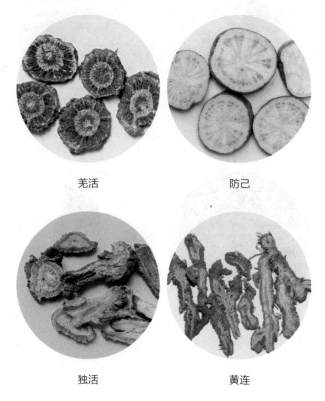

羌活　　　　　　　　防己

独活　　　　　　　　黄连

三黄石膏汤 *解表清里*

三黄石膏芩柏连，栀子麻黄豆豉全；
姜枣细茶煎热服，表里三焦热盛宣。

　　石膏两半，黄连、黄芩、黄柏各七钱，栀子三十个，麻黄、淡豉各二合，每服一两，姜三片，枣二枚，茶一撮，煎热服（寒因热用）。治表里三焦大热，谵狂，斑衄，身目俱黄。黄芩泻上焦，黄连泻中焦，黄柏泻下焦，栀子通泻三焦之火以清里；麻黄、淡豉散寒发汗而解表；石膏体重能泻肺胃之火，气轻亦能解肌也。

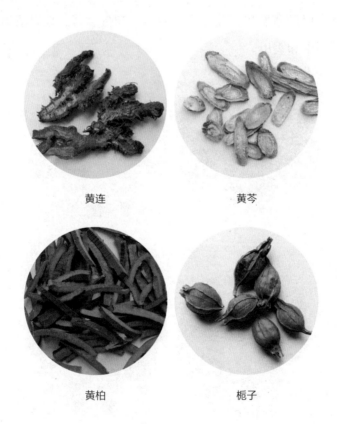

黄连　　　　　　　　　　黄芩

黄柏　　　　　　　　　　栀子

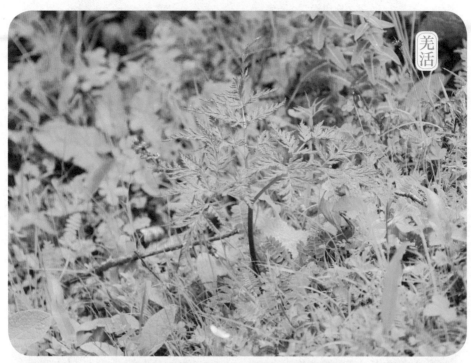

羌活

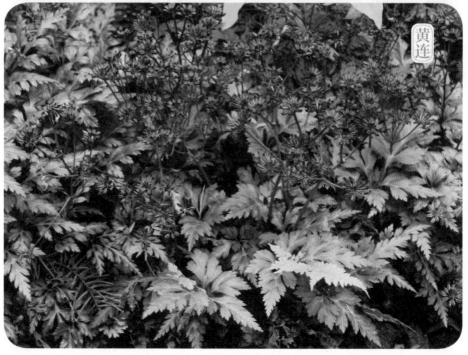

黄连

七、消补之剂（七首 附方六）

平胃散（《局方》）除湿散满

平胃散是苍术朴，陈皮甘草四般药；

除湿散满驱瘴岚，调胃诸方从此扩；

或合二陈或五苓，硝黄麦曲均堪着；

若合小柴名柴平，煎加姜枣能除疟；

又不换金正气散，即是此方加夏藿。

苍术（泔浸）二钱，厚朴（姜汁炒）、陈皮（去白）、甘草（炙）各一钱，姜、枣煎。

苍术燥湿强脾，厚朴散满平胃，陈皮利气行痰，甘草和中补土，泄中有补也。

合二陈汤，名平陈汤，治痰。合五苓散，名胃苓汤，治泻。加麦芽、神曲消食，加大黄、芒硝消积。合小柴胡汤，名柴平汤，除疟。加半夏、藿香，名不换金正气散。

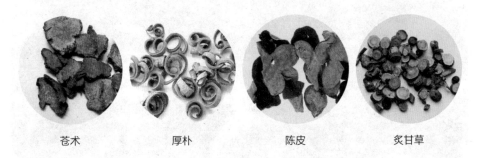

苍术　　　　　厚朴　　　　　陈皮　　　　　炙甘草

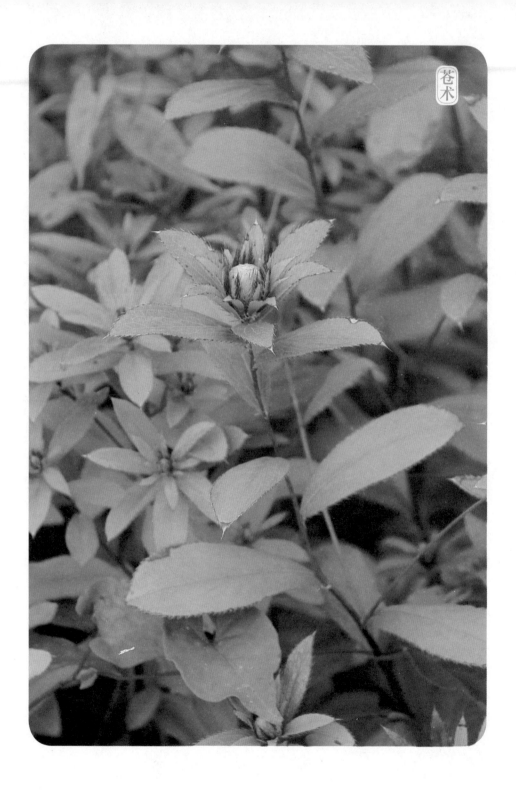

苍术

保和丸 饮食触伤

保和神曲与山楂，苓夏陈翘菔子加；
曲糊为丸麦汤下，亦可方中用麦芽；
大安丸内加白术，消中兼补效堪夸。

山楂（去核）三两，神曲、茯苓、半夏各一两，陈皮、菔子（微炒）、连翘各五钱。山楂消肉食，麦芽消谷食，神曲消食解酒，菔子下气制曲，茯苓渗湿，连翘散结，陈、夏健脾化痰。此内伤而气未病者，故但以和平之品消而化之，不必攻补也。

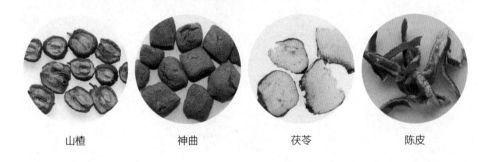

山楂　　　　神曲　　　　茯苓　　　　陈皮

健脾丸 补脾消食

健脾参术与陈皮，枳实山楂麦蘖随；
曲糊作丸米饮下，消补兼行胃弱宜；
枳术丸亦消兼补，荷叶烧饭上升奇。

人参、白术（土炒）各二两，陈皮，麦芽（炒）各一两，山楂两半，枳实（麸炒）三两。陈皮、枳实理气化积，山楂消肉食，曲、麦消谷食，人参、白术益气强脾。

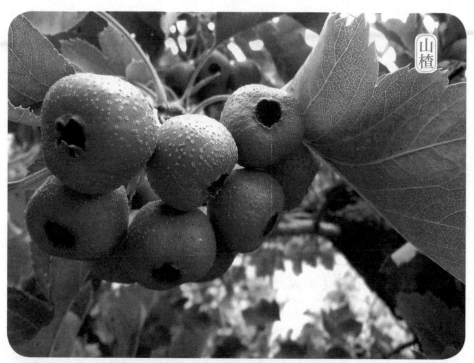

山楂

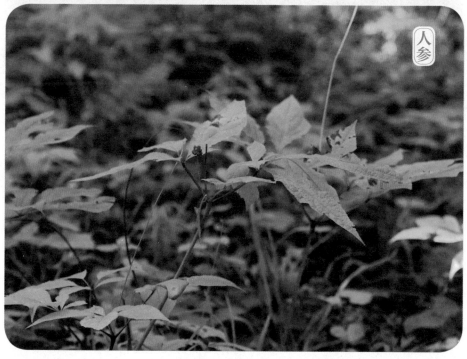

人参

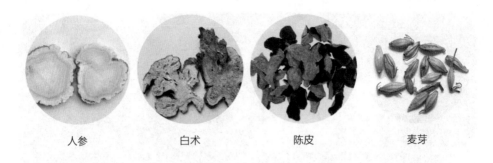

人参　　　　　白术　　　　　陈皮　　　　　麦芽

枳术丸（洁古），白术（土炒）、枳实（麸炒）等分。荷叶包陈米饭煨干，为丸，引胃气及少阳甲胆之气上升。

参苓白术散 补脾

参苓白术扁豆陈，山药甘莲砂薏仁；
桔梗上浮兼保肺，枣汤调服益脾神。

人参、茯苓、白术（土炒）、陈皮、山药、甘草（炙）各一斤，扁豆（炒）十二两，莲肉（炒）、砂仁、苡仁（炒）（数药利气强脾）、桔梗（载药上行，恐燥上僭）各半斤，共为末，每服二钱，枣汤或米饮调下。

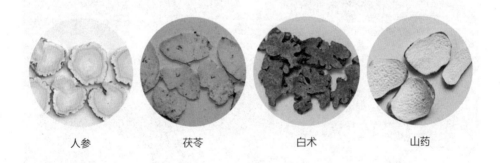

人参　　　　　茯苓　　　　　白术　　　　　山药

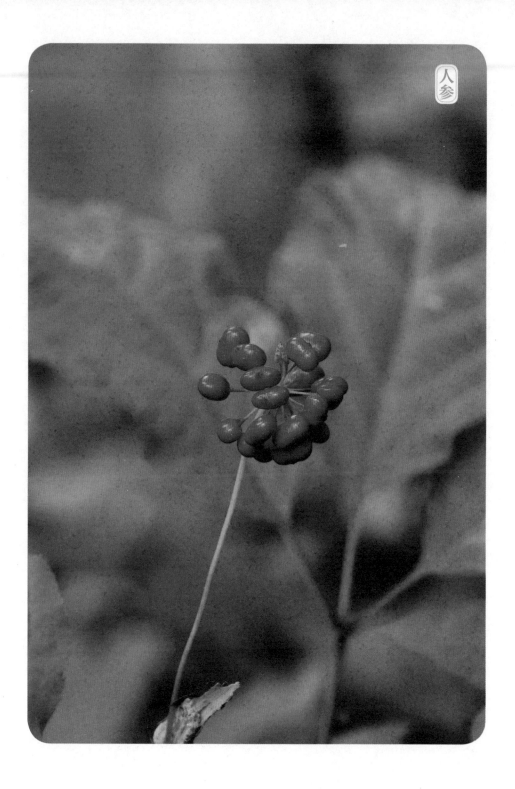

人参

枳实消痞丸 （东垣）固脾消痞

枳实消痞四君全，麦芽夏曲朴姜连；
蒸饼糊丸消积满，清热破结补虚痊。

枳实（麸炒）、黄连（姜汁炒）各五钱，人参、白术（土炒）、麦芽（炒）、半夏曲、厚朴（姜汁炒）、茯苓各三钱，甘草（炙）、干姜各二钱。黄连、枳实治痞君药，麦、夏、姜、朴温胃散满，参、术、苓、草燥湿补脾，使气足脾运，痞乃化也。

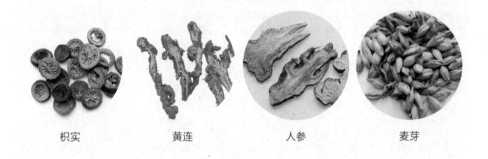

枳实　　　　　　黄连　　　　　　人参　　　　　　麦芽

鳖甲饮子 （严氏）疟母

鳖甲饮子治疟母，甘草芪术芍芎偶；
草果槟榔厚朴增，乌梅姜枣同煎服。

鳖甲（醋炙）、黄芪、白术（土炒）、甘草、陈皮、川芎、白芍（酒炒）、草果（面煨）、槟榔、厚朴等分，姜三片，枣二枚，乌梅少许煎。治疟母，久疟不愈，中有积癖。鳖甲属阴，入肝，退热散结为君，甘、陈、芪、术助阳补气，川芎、白芍养血和阴，草果温胃，槟榔破积，厚朴散满，甘草和中，乌梅酸敛，姜、枣和营卫。

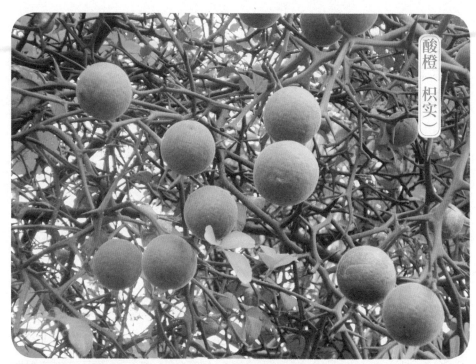

酸橙（枳实）

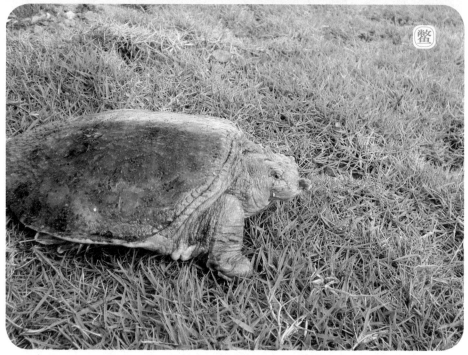

鳖

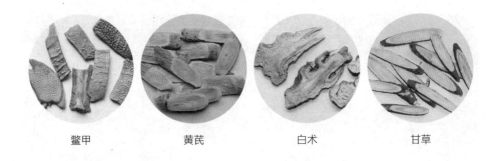

鳖甲　　　　　黄芪　　　　　白术　　　　　甘草

葛花解酲汤 解酲

葛花解酲香砂仁，二苓参术蔻青陈；

神曲干姜兼泽泻，温中利湿酒伤珍。

　　葛花、砂仁、豆蔻各一钱，木香一分，茯苓、人参、白术（炒）、青皮、陈皮各四分，神曲（炒）、干姜、猪苓、泽泻各五分，专治酒积及吐泻痞塞，砂、蔻、神曲皆能解酒，青皮、木香、干姜行气温中，葛花引湿热从肌肉出，苓、泻引湿热从小便出，益以参、术固其中气也。

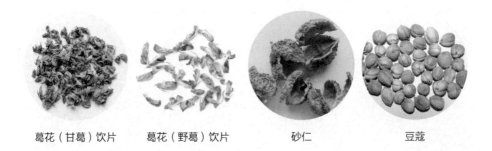

葛花（甘葛）饮片　　葛花（野葛）饮片　　　砂仁　　　　　豆蔻

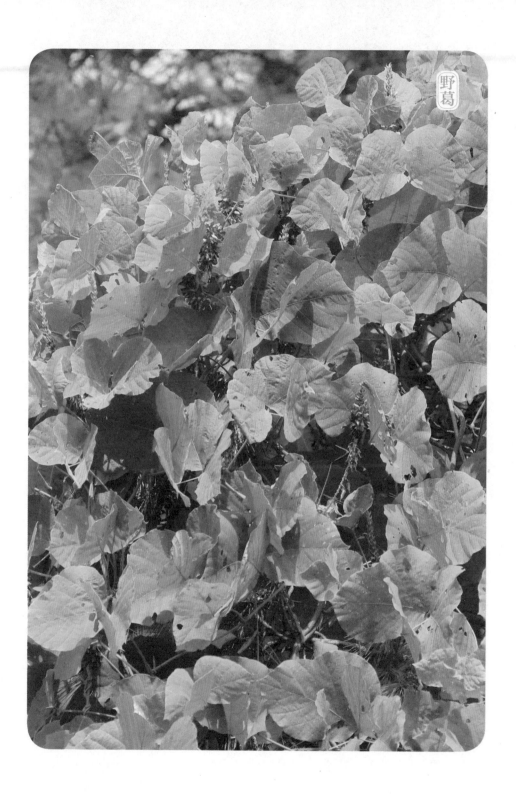

野葛

八、理气之剂（十一首 附方七）

补中益气汤（东垣）补气升阳

补中益气芪术陈，升柴参草当归身；
虚劳内伤功独擅，亦治阳虚外感因；
木香苍术易归术，调中益气畅脾神。

黄芪（蜜炙）钱半，人参、甘草（炙）各一钱，白术（土炒）、陈皮（留白）、归身各五分，升麻、柴胡各三分，加姜、枣煎。表虚者，升麻用蜜水炒用。东垣曰：升、柴味薄性阳，能引脾胃清气行于阳道，以资春气之和；又引参、芪、甘草上行，充实腠理，使卫外为固。凡补脾胃之药，多以升阳补气名之者，此也。

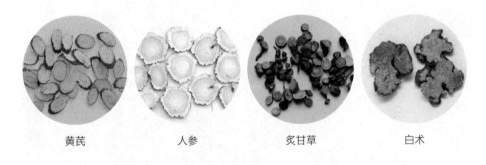

黄芪　　　　人参　　　　炙甘草　　　白术

虚人感冒不任发散者，此方可以代之，或加辛散药。

除当归、白术，加木香、苍术，名调中益气汤。前方加白芍、五味子，发中有收，亦名调中益气汤。俱李东垣方。

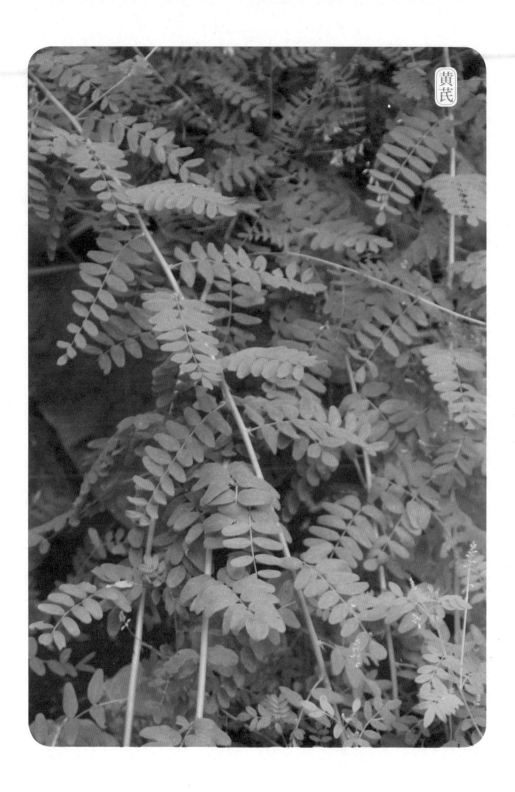

黄芪

乌药顺气汤（严用和）中气

乌药顺气芎芷姜，橘红枳桔及麻黄；

僵蚕炙草姜煎服，中气厥逆此方详。

厥逆痰塞，口噤，脉伏，身温为中风，身冷为中气。中风多痰涎，中气无痰涎，以此为辨。许学士云：中气之证不可作中风治。喻嘉言曰：中风证多夹中气。

乌药、橘红各二钱，川芎、白芷、枳壳、桔梗、麻黄各一钱，僵蚕（去丝、嘴，炒）、炮姜、炙草各五分，加姜、枣煎。麻、梗、芎、芷发汗散寒以顺表气，乌、姜、陈、枳行气祛痰以顺里气，加僵蚕清化消风、甘草协和诸药。古云：气顺则风散。风邪卒中当先治标也。

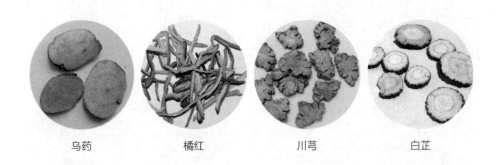

| 乌药 | 橘红 | 川芎 | 白芷 |

越鞠丸（丹溪）六郁

越鞠丸治六般郁，气血痰火湿食因；

芎苍香附兼栀曲，气畅郁舒痛闷伸；

又六郁汤苍芎附，甘苓橘半栀砂仁。

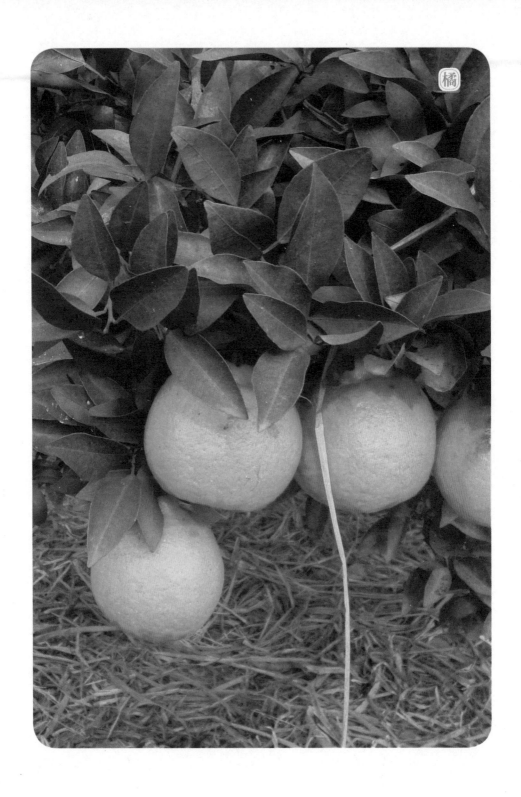

气、血、痰、火、湿、食，此六郁也。

吴鹤皋曰：香附开气郁，苍术燥湿郁，川芎调血都，栀子清火郁，神曲消食郁，各等分，曲糊为丸。又湿郁加茯苓、白芷，火郁加青黛，痰郁加半夏、瓜蒌、海石，血郁加桃仁、红花，气郁加木香、槟榔，食郁加麦芽、山楂，夹寒加吴茱萸。

苍术、川芎、香附、甘草、茯苓、橘红、半夏、栀子、砂仁，此前方加味兼治痰郁，看六郁中之重者为君，余药听加减用之。

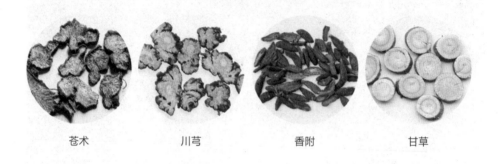

苍术　　　　　川芎　　　　　香附　　　　　甘草

苏子降气汤 （《局方》）降气行痰

苏子降气橘半归，前胡桂朴草姜依；
下虚上盛痰嗽喘，亦有加参贵合机。

苏子、橘红、半夏、当归、前胡、厚朴（姜汁炒）各一钱，肉桂、炙甘草各五分，加姜煎。一方无桂，加沉香。苏子、前胡、橘红、半夏降气行痰，气行则痰行也。数药兼能发表，加当归和血，甘草缓中，下虚上盛，故又用官桂引火归原。如气虚者，亦有加人参、五味者。

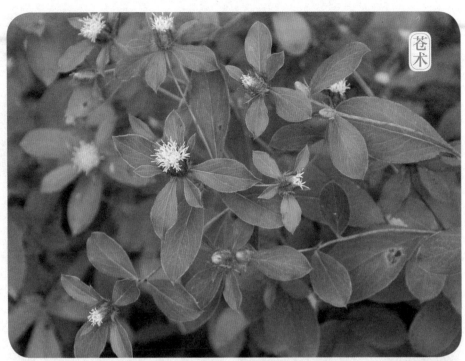

苍术

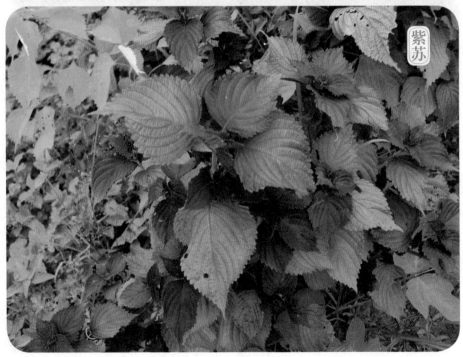

紫苏

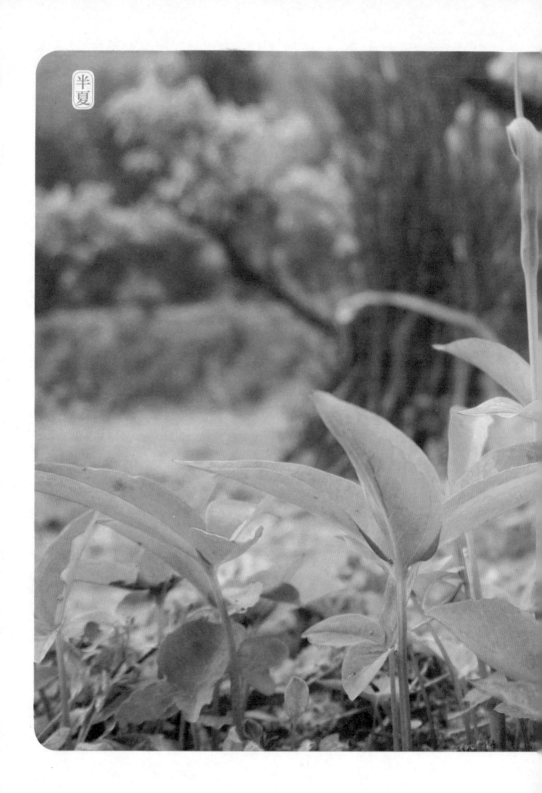

半夏

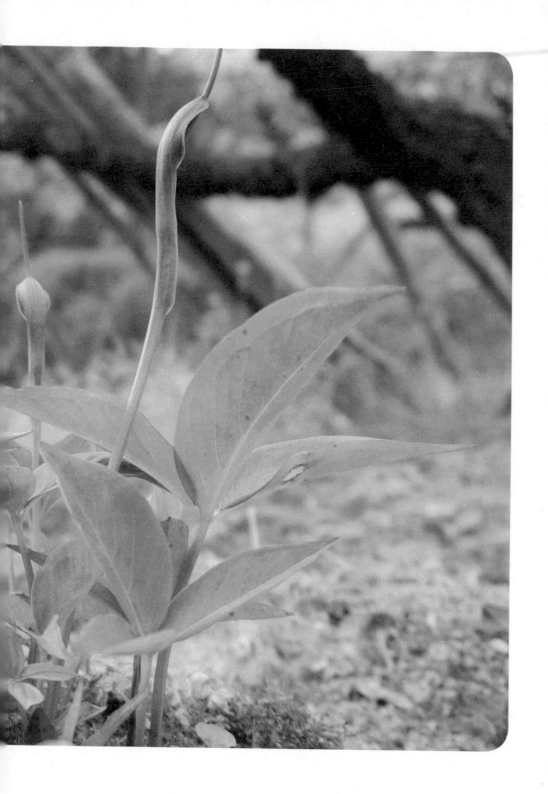

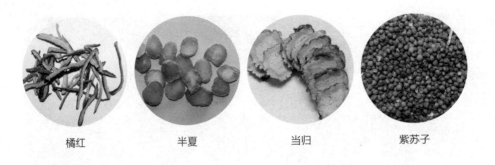

橘红 　　　　　半夏 　　　　　当归 　　　　　紫苏子

四七汤（《三因》）舒郁化痰

四七汤理七情气，半夏厚朴茯苓苏；

姜枣煎之舒郁结，痰涎呕痛尽能舒；

又有《局方》名四七，参桂夏草妙更殊。

七气，寒、热、喜、怒、忧、愁、恚也，亦名七气汤。

半夏（姜汁炒）五钱，厚朴（姜汁炒）三钱，茯苓四钱，紫苏二钱。
郁虽由乎气，亦多夹湿、夹痰，故以半夏、厚朴除痰散滞，茯苓、苏叶利
湿宽中，湿去痰行，郁自除矣。

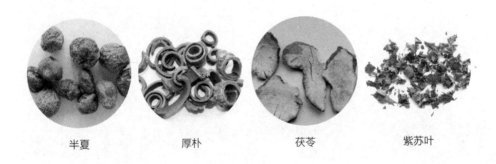

半夏 　　　　　厚朴 　　　　　茯苓 　　　　　紫苏叶

又有《局方》四七汤，人参、官桂、半夏各一钱，甘草五分，加姜
煎。人参补气，官桂平肝，姜制半夏祛痰，甘草和中，并不用利气之药，
汤名四七者，以四味治人之七情也。

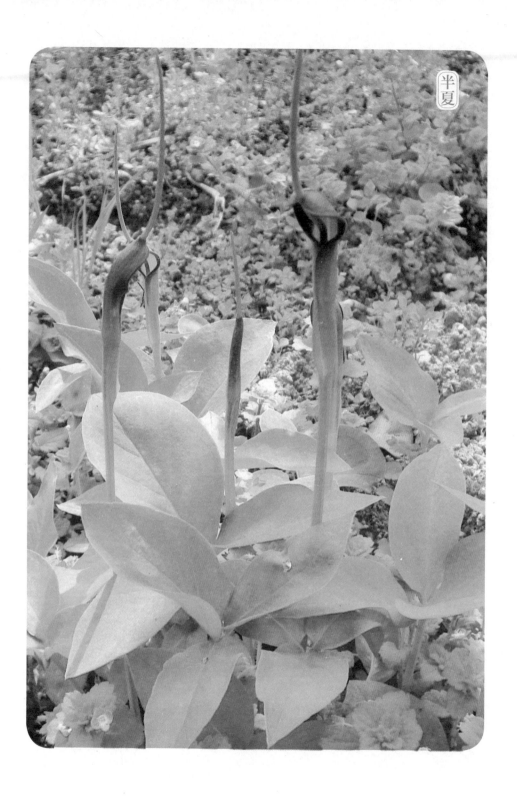

半夏

四磨汤 （严氏）七情气逆

四磨亦治七情侵，人参乌药及槟沉；

浓磨煎服调逆气，实者枳壳易人参；

去参加入木香枳，五磨饮子白酒斟。

人参、乌药、槟榔、沉香等分。气逆故以乌药、槟榔降而顺之，加参者，恐伤其气也。

白酒磨服治暴怒，卒死，名气厥。

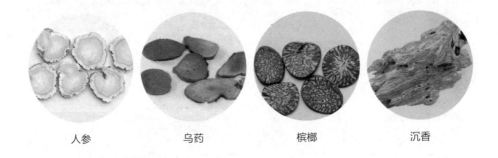

| 人参 | 乌药 | 槟榔 | 沉香 |

代赭旋覆汤 （仲景）痞硬噫气

代赭旋覆用人参，半夏甘姜大枣临；

重以镇逆咸软痞，痞硬噫气力能禁。

赭石一两，参二两，旋覆、甘草各三两，半夏半升，生姜五两，枣十二枚。旋覆之咸以软坚，赭石之重以镇逆，姜、夏之辛以散虚痞，参、甘、大枣之甘以补胃弱。

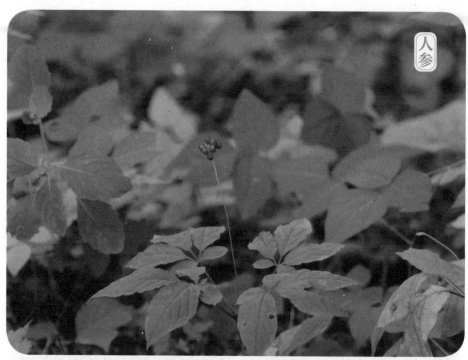

人参

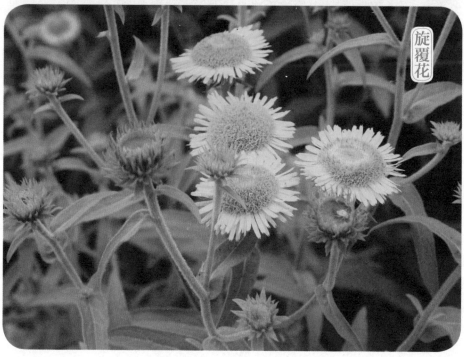

旋覆花

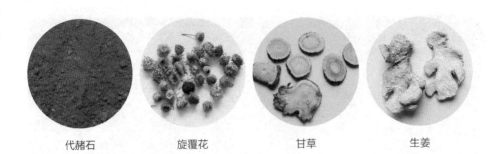

代赭石　　　　旋覆花　　　　甘草　　　　生姜

绀珠正气天香散 顺气调经

绀珠正气天香散，香附干姜苏叶陈；
乌药舒郁兼除痛，气行血行自经匀。

香附八钱，乌药二钱，陈皮、苏叶各一钱，干姜五分，每服五六钱。乌、陈入气分而理气，香、苏入血分而利气，干姜兼入气血，用辛温以顺气平肝，气行则血行，经自调而痛自止矣。

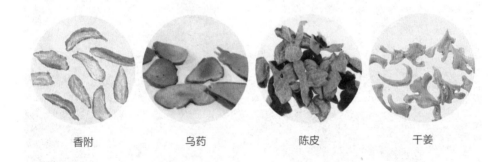

香附　　　　乌药　　　　陈皮　　　　干姜

橘皮竹茹汤（仲景）胃虚呃逆

橘皮竹茹治呕呃，参甘半夏枇杷麦；
赤茯再加姜枣煎，方由《金匮》此加辟。

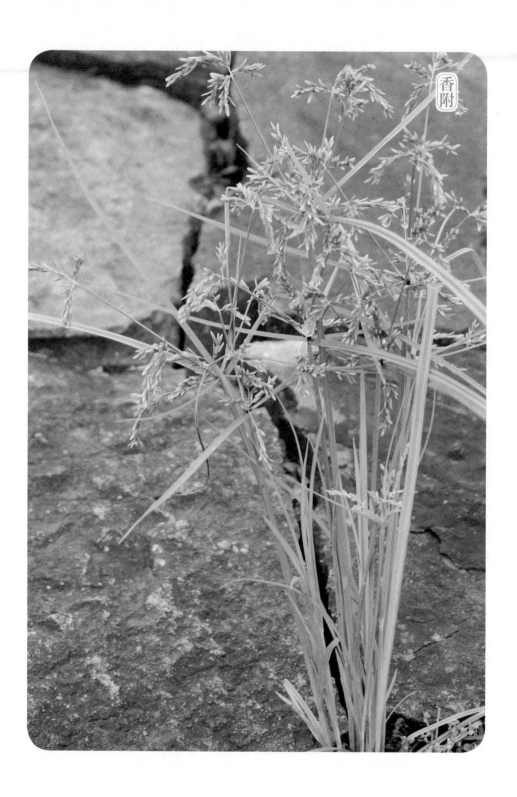

香附

《金匮》方：橘皮、竹茹各二两，人参一两，甘草五分，生姜半斤，枣三十枚，名橘皮竹茹汤，治哕逆（即呃逆也）。后人加半夏、麦冬、赤茯苓、枇杷叶。呃逆由胃火上冲，肝胆之火助之，肺金之气不得下降也。竹茹、枇杷叶清肺和胃而降气，肺金清则肝木自平矣；二陈降痰逆，赤茯泻心火，生姜呕家圣药；久病虚羸，故以参、甘、大枣扶其胃气。

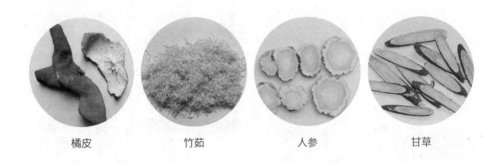

橘皮　　　　　竹茹　　　　　人参　　　　　甘草

丁香柿蒂汤（严氏）哮喘

丁香柿蒂人参姜，呃逆因寒中气戕；
《济生》香蒂仅二味，或加竹橘用皆良。

丁香、柿蒂各二钱，人参一钱，生姜五片。

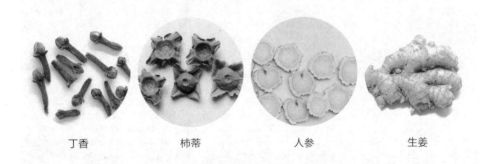

丁香　　　　　柿蒂　　　　　人参　　　　　生姜

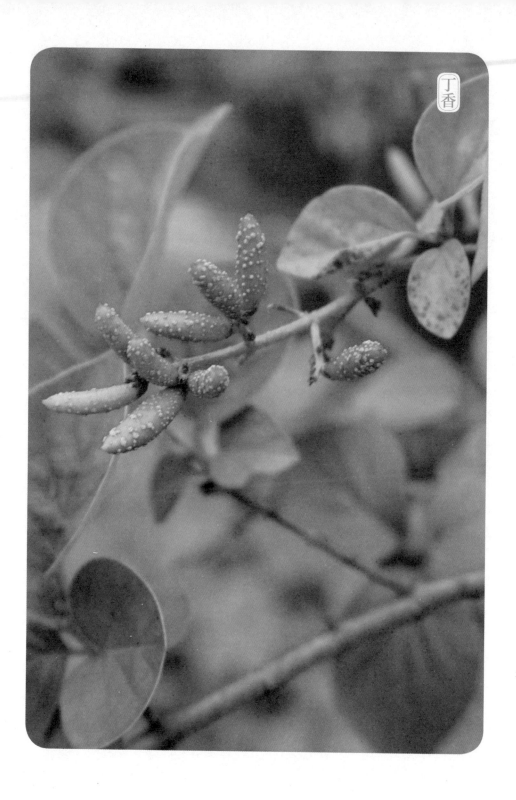

丁香

《济生》香、蒂仅二味，亦名丁香柿蒂汤，加姜煎。古方单用柿蒂取其苦温降气，《济生》加丁香、生姜，取其开郁散痰。加参者，扶其胃气也。

加竹茹、橘红，名丁香柿蒂竹茹汤。治同。

定喘汤

定喘白果与麻黄，款冬半夏白皮汤；
苏杏黄芩兼甘草，肺寒膈热喘哮尝。

白果（炒黄）三十枚，麻黄、半夏（姜制）、款冬各三钱，桑皮（蜜炙）、苏子各二钱，杏仁、黄芩各钱半，甘草一钱，加姜煎。麻黄、杏仁、桑皮、甘草散表寒而清肺气，款冬温润，白果收涩定喘而清金，黄芩清热，苏子降气，半夏燥痰，共成散寒疏壅之功。

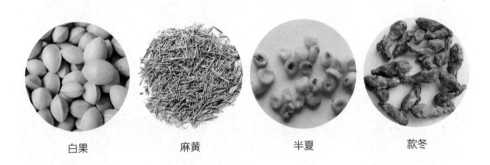

白果　　　　麻黄　　　　半夏　　　　款冬

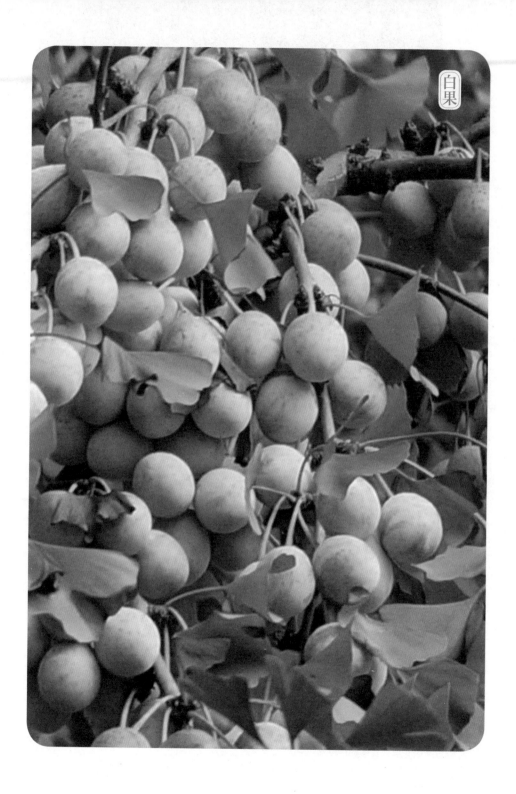

白果

九、理血之剂（十三首 附方七）

四物汤 （《局方》）养血通剂

四物地芍与归芎，血家百病此方通；

八珍合入四君子，气血双疗功独崇；

再加黄芪与肉桂，十全大补补方雄；

十全除却芪地草，加粟煎之名胃风。

当归（酒洗）、生地各三钱，白芍二钱，川芎钱半。当归辛苦甘温，入心脾主血为君；生地甘寒，入心肾滋血为臣；芍药酸寒，入肝脾敛阴为佐；川芎辛温，通行血中之气为使。是为四物汤。

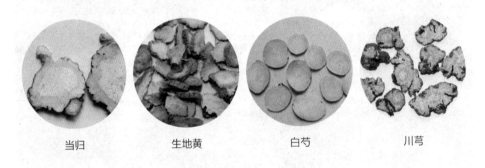

当归　　　　生地黄　　　　白芍　　　　川芎

此方加四君（参、术、苓、草），即八珍汤，气血双疗（四君补气，四物补血）。

八珍加黄芪助阳固卫，加肉桂引火归原，即十全大补汤（补方之首）。

十全除生地、黄芪、甘草，加粟米百粒煎之，名胃风汤。张元素治风

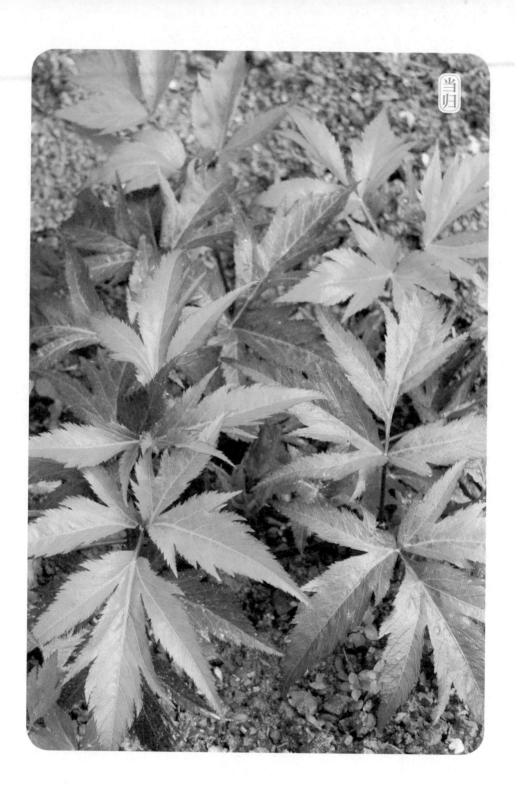

当归

客肠胃，飧泄完谷及瘈疭牙闭。

人参养荣汤 补气养血

人参养荣即十全，除却川芎五味联；
陈皮远志加姜枣，脾肺气血补方先。

即十全大补汤（见前四物汤下）除川芎，加五味、陈皮、远志。薛立斋曰：气血两虚，变生诸证，不问脉病，但服此汤，诸证悉退。

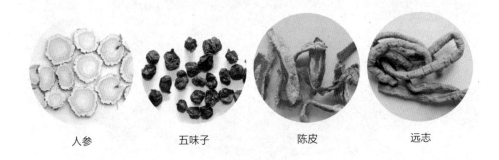

人参　　　　　五味子　　　　　陈皮　　　　　远志

归脾汤 （《济生》）引血归脾

归脾汤用术参芪，归草茯神远志随；
酸枣木香龙眼肉，煎加姜枣益心脾；
怔忡健忘俱可却，肠风崩漏总能医。

人参、白术（土炒）、茯神、枣仁、龙眼肉各二钱，黄芪（蜜炙）钱半，当归（酒洗）、远志各一钱，木香、甘草（炙）各八分。血不归脾则妄行，参、芪、甘、术之甘温以补脾，志、茯、枣仁、龙眼之甘温酸苦以补心，当归养血，木香调气，气壮则自能摄血矣。

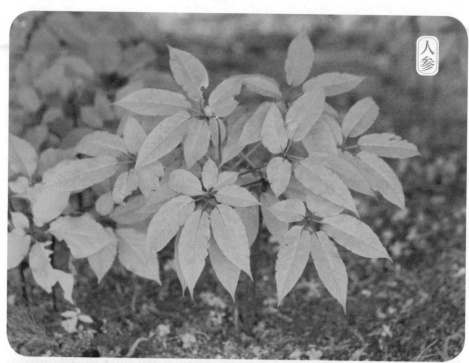

人参

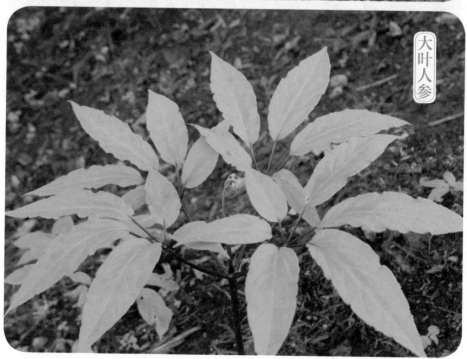

大叶人参

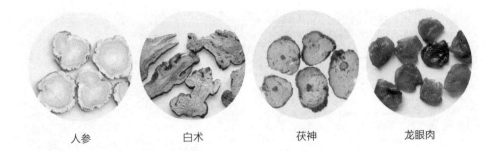

人参　　　　白术　　　　茯神　　　　龙眼肉

当归四逆汤（仲景）益血复脉

当归四逆桂枝芍，细辛甘草木通着；
再加大枣治阴厥，脉细阳虚由血弱；
内有久寒加姜萸，发表温中通脉络；
不用附子及干姜，助阳过剂阴反灼。

当归、桂枝、芍药、细辛各二两，甘草（炙）、木通各二两，枣二十五枚。成氏曰：通脉者，必先入心补血，当归之苦以助心血；心苦缓，急食酸以收之，芍药之酸以收心气；肝苦急，急食甘以缓之，甘草、大枣、木通以缓阴血。

素有久寒者，加吴茱萸二升、生姜半斤（酒煎），名四逆加吴茱萸生姜汤（仲景）。

桂枝散表风，吴茱萸、姜、细辛温经，当归、木通通经复脉。

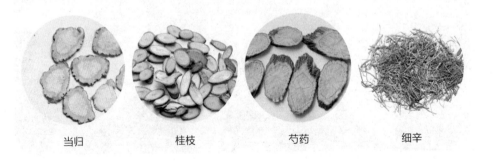

当归　　　　桂枝　　　　芍药　　　　细辛

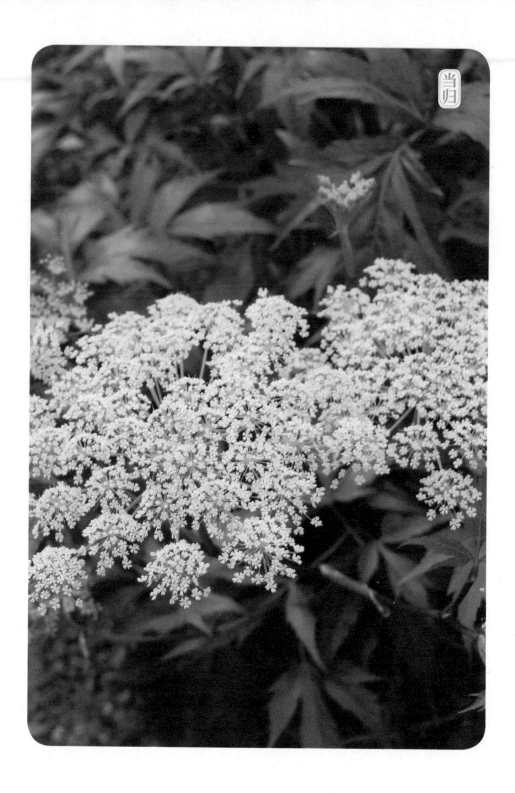

当归

姜附四逆在于回阳，当归四逆在于益血复脉。故虽内有久寒，只加生姜、吴茱萸，不用干姜、附子，恐反灼其阴也。

养心汤 补血宁心

养心汤用草芪参，二茯芎归柏子寻；
夏曲远志兼桂味，再加酸枣总宁心。

黄芪（蜜炙）、茯苓、茯神、川芎、当归（酒洗）、半夏曲各一两，甘草（炙）一钱，人参、柏子仁（去油）、肉桂、五味子、远志、枣仁（炒）各二钱半，每服五钱。参、芪补心气，芎、归养心血，二茯、柏仁、远志泄心热而宁心神，五味、枣仁收心气之散越，半夏去扰心之痰涎，甘草培土以培心子，赤桂引药以达心经。

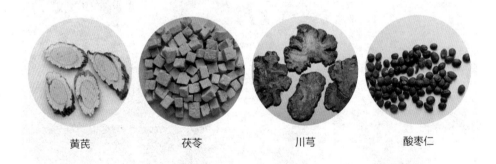

黄芪　　　　茯苓　　　　川芎　　　　酸枣仁

桃仁承气汤 （仲景）膀胱蓄血

桃仁承气五般奇，甘草硝黄并桂枝；
热结膀胱小腹胀，如狂蓄血最相宜。

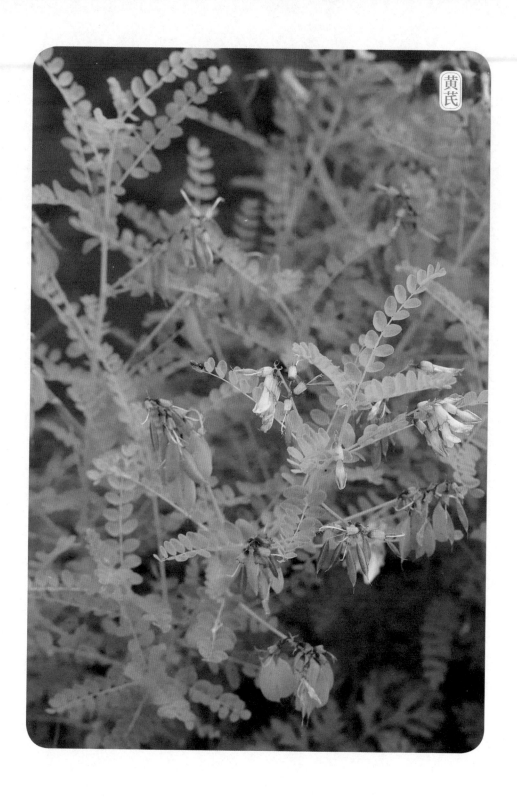

黄芪

桃仁五十枚（去皮、尖，研），大黄四两，芒硝、桂枝、甘草各二两。硝、黄、甘草，调胃承气也；热甚搏血，故加桃仁润燥缓肝；表证未除，故加桂枝调经解表。

小腹胀而小便自利，知为蓄血，下焦蓄血发热，故如狂。

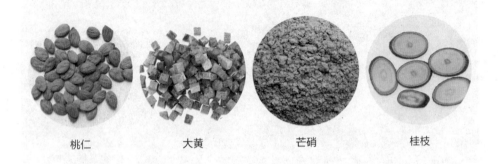

桃仁　　　　大黄　　　　芒硝　　　　桂枝

犀角地黄汤 胃热吐衄

犀角地黄芍药丹，血升胃热火邪干；
斑黄阳毒皆堪治，或益柴芩总伐肝。

生地半两，白芍一两，丹皮、犀角二钱半，每服五钱。

犀角大寒，解胃热而清心火；芍药酸寒，和阴血而散肝火；丹皮苦寒，散血中之伏火；生地大寒，凉血而滋水，以其平诸药之僭逆也。

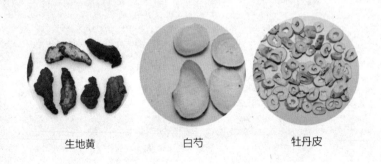

生地黄　　　　白芍　　　　牡丹皮

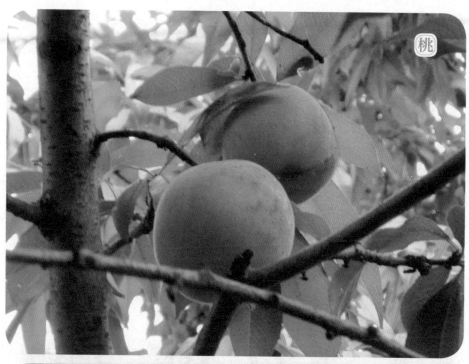

桃

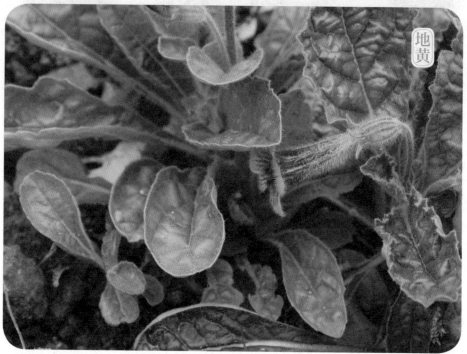

地黄

因怒致血者，加柴胡、黄芩。

咳血方 咳嗽痰血

咳血方中诃子收，瓜蒌海石山栀投；
青黛蜜丸口噙化，咳嗽痰血服之瘳。

诃子（煨，取肉）、瓜蒌仁（去油）、海石（去砂）、栀子（炒黑）、青黛（水飞）等分，蜜丸。嗽甚加杏仁。青黛清泻肝火，栀子清肺凉心，瓜蒌润燥滑痰，海石软坚止嗽，诃子敛肺定喘。不用血药者，火退而血自止也。

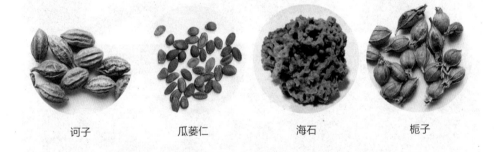

诃子　　　　　瓜蒌仁　　　　　海石　　　　　栀子

秦艽白术丸（东垣）血痔便秘

东垣秦艽白术丸，归尾桃仁枳实攒；
地榆泽泻皂角子，糊丸血痔便艰难；
仍有苍术防风剂，润血疏风燥湿安。

大肠燥结，故便难。秦艽、白术、归尾（酒洗）、桃仁（研）、地榆一两，枳实（麸炒）、泽泻、皂角子（烧存性）各五钱，糊丸。归尾、桃

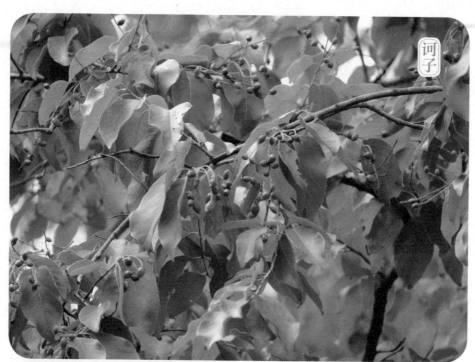

诃子

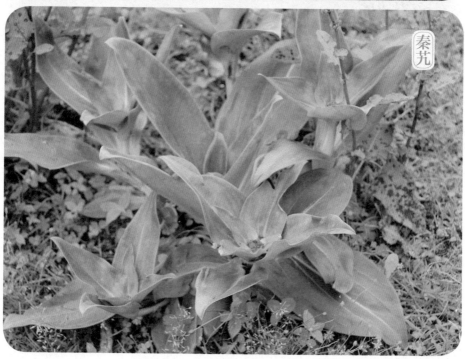

秦艽

仁以活血，秦艽、皂子以润燥，枳实泄胃热，泽泻泻湿邪，地榆以破血止血，白术以燥湿益气。

　　本方除白术、归尾、地榆，加苍术、防风、大黄、黄柏、槟榔，名秦艽苍术汤。除枳实、皂角、地榆，加防风、升麻、柴胡、陈皮、炙甘草、黄柏、大黄、红花，名秦艽除风汤。治并同。

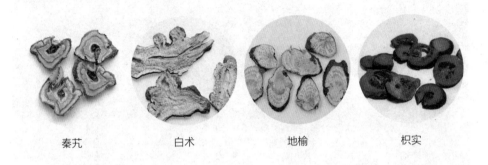

秦艽　　　　　白术　　　　　地榆　　　　　枳实

槐花散 便血

槐花散用治肠风，侧柏黑荆枳壳充；

为末等分米饮下，宽肠凉血逐风功。

　　槐花、柏叶凉血，枳实宽肠，荆芥理血疏风。

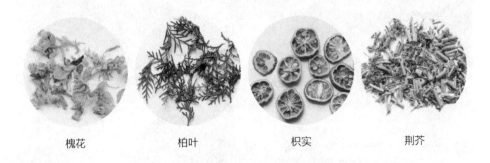

槐花　　　　　柏叶　　　　　枳实　　　　　荆芥

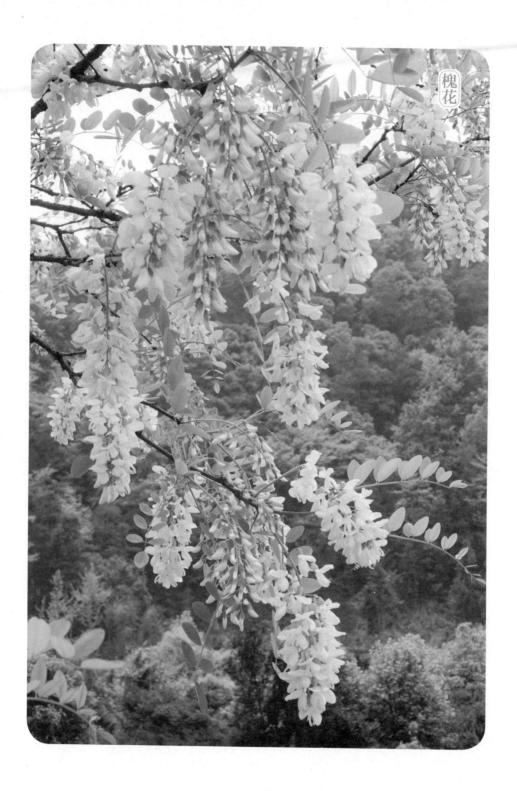

槐花

小蓟饮子

小蓟饮子藕蒲黄，木通滑石生地襄；

归草栀子淡竹叶，血淋热结服之良。

小蓟、藕节散瘀血，生地凉血，蒲黄止血，木通泻心火达小肠，栀子散郁火出膀胱，竹叶清肺凉心，滑石泄热利窍，当归引血归经，甘草和中调气。

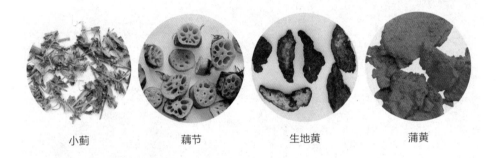

小蓟　　　　藕节　　　　生地黄　　　　蒲黄

四生丸（《济生》）血热妄行

四生丸用三般叶，侧柏艾荷生地协；

等分生捣如泥煎，血热妄行止衄惬。

侧柏叶、艾叶、荷叶、生地黄。

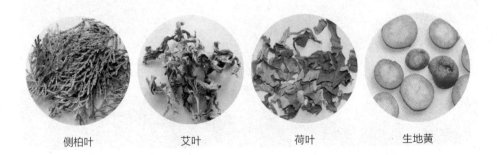

侧柏叶　　　　艾叶　　　　荷叶　　　　生地黄

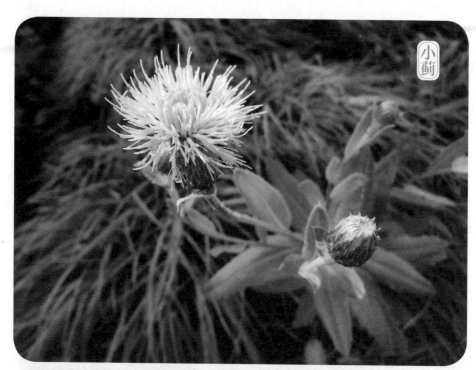

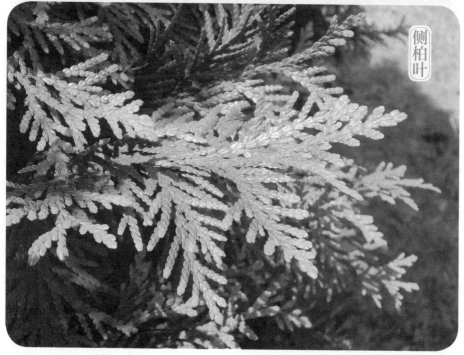

侧柏、生地补阴凉血，荷叶散瘀血、留好血，艾叶生者性温，理气止血。

复元活血汤（《发明》）损伤积血

复元活血汤柴胡，花粉当归山甲俱；
桃仁红花大黄草，损伤瘀血酒煎祛。

柴胡五钱，花粉、当归、穿山甲（炮）、甘草、红花各三钱，桃仁五十枚（去皮、尖，研），大黄一两，每服一两，酒煎。血积必于两胁，属肝胆经，故以柴胡引用为君，以当归活血脉，以甘草缓其急，以大黄、桃仁、红花、山甲、花粉破血润血。

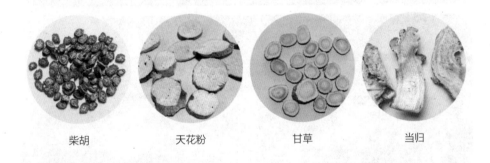

柴胡　　　　天花粉　　　　甘草　　　　当归

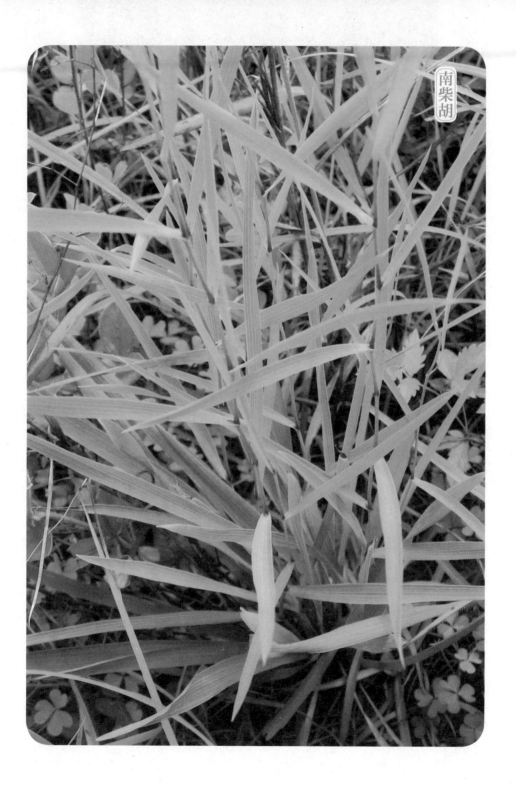

南柴胡

十、祛风之剂（十二首 附方四）

小续命汤（《千金》）风证通剂

小续命汤桂附芎，麻黄参芍杏防风；
黄芩防己兼甘草，六经风中此方通。

通治六经中风，喎斜不遂，语言謇涩，及刚、柔二痉，亦治厥阴风湿。防风一钱二分，桂枝、麻黄、人参、白芍（酒炒）、杏仁（炒，研）、川芎（酒洗）、黄芩（酒炒）、防己、甘草（炙）各八分，附子四分，姜、枣煎。麻黄、杏仁，麻黄汤也，治寒；桂枝、芍药，桂枝汤也，治风；参、草补气，芎、芍养血，防风治风淫，防己治湿淫，附子治寒淫，黄芩治热淫，故为治风套剂。

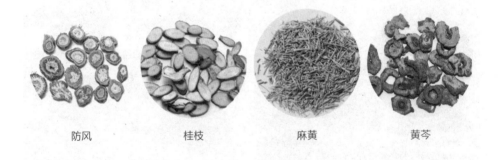

防风　　　　桂枝　　　　麻黄　　　　黄芩

刘宗厚曰：此方无分经络，不辨寒热虚实，虽多亦奚以为。
昂按：此方今人罕用，然古今风方，多从此方损益为治。

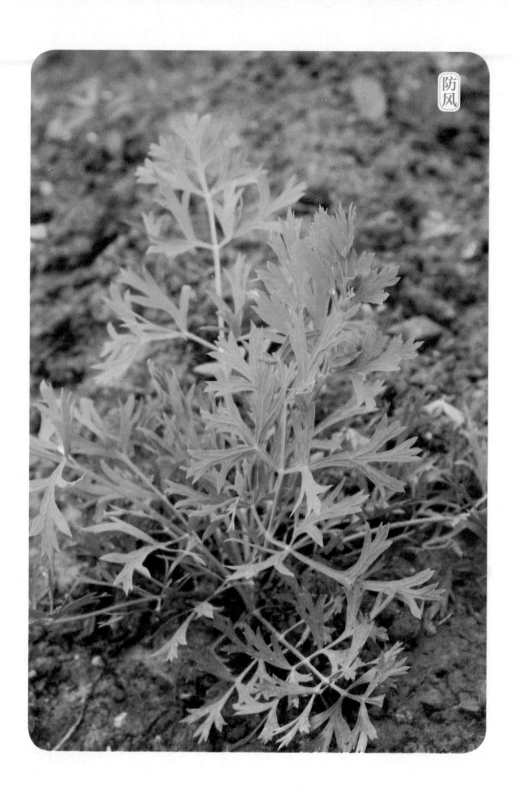

防风

大秦艽汤 （《机要》）搜风活血降火

大秦艽汤羌活防，芎芷辛芩二地黄；
石膏归芍苓甘术，风邪散见可通尝。

治中风，风邪散见不拘一经者。秦艽、石膏各三两，羌活、独活、防风、川芎、白芷、黄芩（酒炒）、生地（酒洗）、熟地、当归（酒洗）、芍药（酒炒）、茯苓、甘草（炙）、白术（土炒）各一两，细辛五钱，每服一两。刘宗厚曰：秦艽汤、愈风汤，虽有补血之药，而行经散风之剂居其大半，将何以养血而益筋骨也？

昂按：治风有三法，解表攻里行中道也。初中必夹外感，故用风药解表散寒，而用血药、气药调里活血降火也。

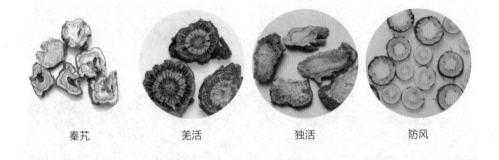

秦艽　　　　羌活　　　　独活　　　　防风

三生饮 （《局方》）卒中痰厥

三生饮用乌附星，三生皆用木香听；
加参对半扶元气，卒中痰迷服此灵；
星香散亦治卒中，体肥不渴邪在经。

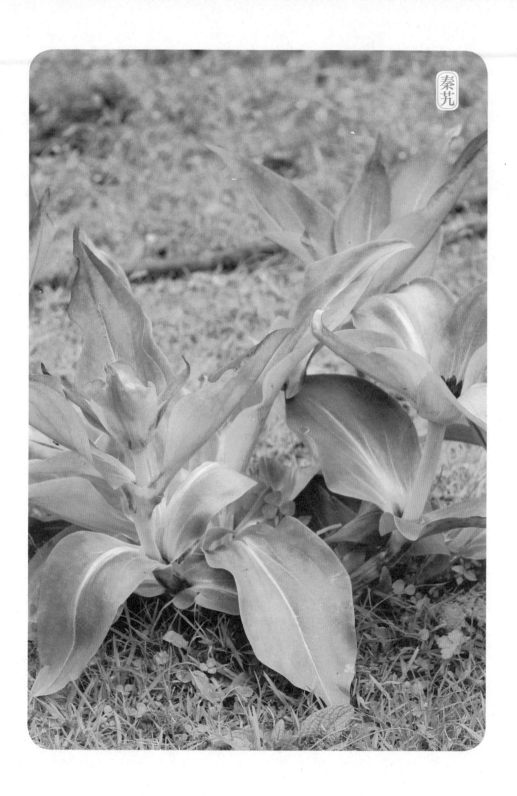

秦艽

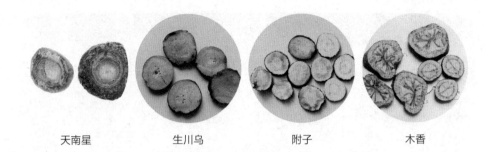

| 天南星 | 生川乌 | 附子 | 木香 |

生南星一两，生川乌、附子（去皮）各五钱，木香二钱。每服一两，加参一两。

乌、附燥热，行经逐寒，南星辛烈，除痰散风，重用人参以扶元气，少佐木香以行逆气。《医贯》曰：此行经散痰之剂，斩关擒王之将，宜急用之。凡中风口闭为心绝，手撒为脾绝，眼合为肝绝，遗尿为肾绝，鼻鼾为肺绝；吐沫直视，发直头摇，面赤如朱，汗缀如珠者，皆不治。若服此汤，间有生者。

中脏、中腑者重，中经者稍轻。胆星八钱，散痰；木香二钱，行气。为末服。易煎方加姜煎服，名星香散。

地黄饮子（河间）瘖厥风痱

地黄饮子山茱斛，麦味菖蒲远志茯；
苁蓉桂附巴戟天，少入薄荷姜枣服；
瘖厥风痱能治之，火归水中水生木。

熟地、山萸肉、石斛、麦冬、五味、石菖蒲、远志、茯苓、肉苁蓉、官桂、附子（炮）、巴戟天等分，每服五钱，加薄荷少许煎。

口噤身疼为瘖厥，四肢不收为风痱。

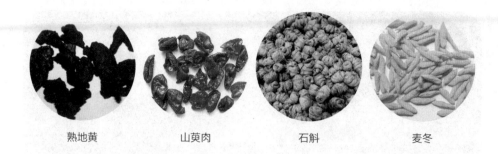

| 熟地黄 | 山萸肉 | 石斛 | 麦冬 |

熟地用滋根本之阴，桂、附、苁蓉、巴戟以返真元之火，山茱、石斛平胃温肝，志、苓、菖蒲补心通肾，麦、味保肺以滋水源，水火既交，风火自息矣。

刘河间曰：中风非外中之风，良由将息失宜，心火暴甚，肾水虚衰，不能制之，故卒倒无知也。治宜和脏腑、通经络，便是治风。

《医贯》曰：痰涎上涌者，水不归原也；面赤烦渴者，火不归原也。惟桂、附能引火归原，火归水中则水能生木，木不生风而风自息矣。

独活汤（丹溪）瘈疭昏愦

独活汤中羌独防，芎归辛桂参夏菖；
茯神远志白薇草，瘈疭昏愦力能匡。

羌活、独活、防风、当归、川芎、细辛、桂心、人参、半夏、菖蒲、茯神、远志、白薇各五钱，甘草（炙）二钱半，每服一两，加姜、枣煎。肝属风而主筋，故瘈疭为肝邪。二活、防风治风，辛、桂温经，半夏除痰，芎、归和血，血活则风散也，肝移热于心则昏愦，人参补心气，菖蒲开心窍，茯神、远志安心，白薇退热止风，风静火息，血活神宁，瘈疭自已矣。

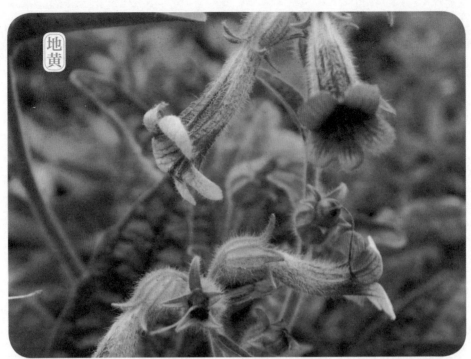

地黄

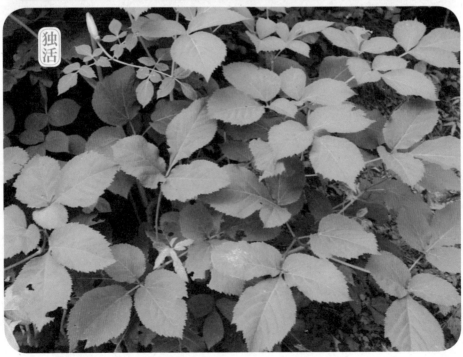

独活

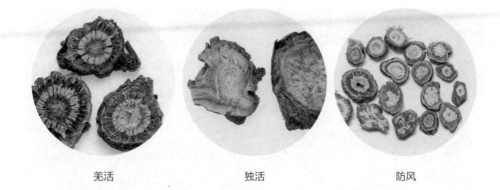

羌活   独活   防风

顺风匀气散 喎僻偏枯

顺风匀气术乌沉，白芷天麻苏叶参；

木瓜甘草青皮合，喎僻偏枯口舌喑。

口眼喎斜，偏枯不遂，皆由宗气不能周于一身。白术二钱，乌药钱半，天麻、人参各五分，苏叶、白芷、木瓜、青皮、甘草（炙）、沉香（磨）各三分，加姜煎。天麻、苏、芷以疏风气，乌药、青、沉以行滞气，参、术、炙草以补正气，气匀则风顺矣，木瓜伸筋，能于土中泻木。

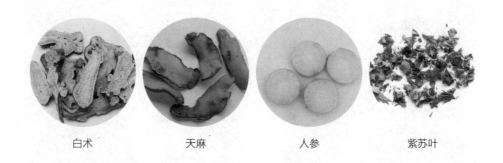

白术   天麻   人参   紫苏叶

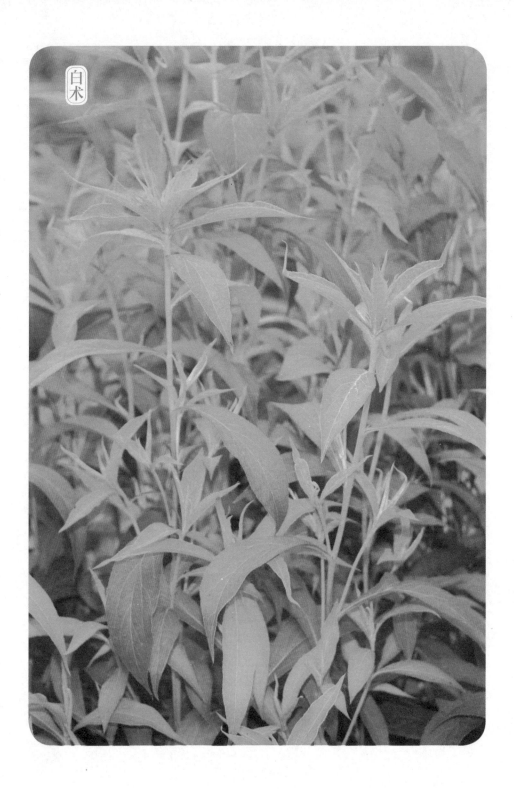

白
术

上中下通用痛风汤 （丹溪）上中下痛风

黄柏苍术天南星，桂枝防己及威灵；

桃仁红花龙胆草，羌芷川芎神曲停；

痛风湿热与痰血，上中下通用之听。

黄柏（酒炒）、苍术（泔浸）、南星（姜制）各二两半，防己、桃仁（去皮、尖）、胆草、白芷、川芎、神曲（炒）各一两，桂枝、威灵仙、红花、羌活各二钱半，曲糊丸，名上中下通用痛风方。丹溪：黄柏清热，苍术燥湿，龙胆（下行）泻火，防己（下行）利水，四者治湿与热；桃仁、红花活血去瘀，川芎（上下行）血中气药，南星散风燥痰，四者治血与痰；羌活（上行）去百节风，白芷（上行）去头面风，桂枝（横行）、威灵（上下行）去臂胫风，四者所以治风；加神曲者，消中焦陈积之气也，证不兼者，加减为治。

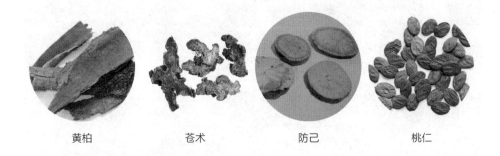

黄柏　　　　　苍术　　　　　防己　　　　　桃仁

独活寄生汤 （《千金》）风寒湿痹

独活寄生艽防辛，芎归地芍桂苓均；

杜仲牛膝人参草，冷风顽痹屈能伸；

若去人参加芪续，汤名三痹古方珍。

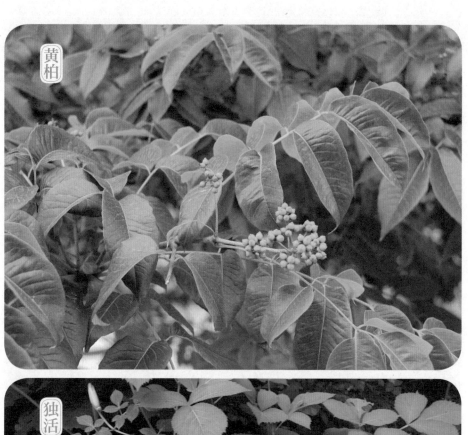

黄柏

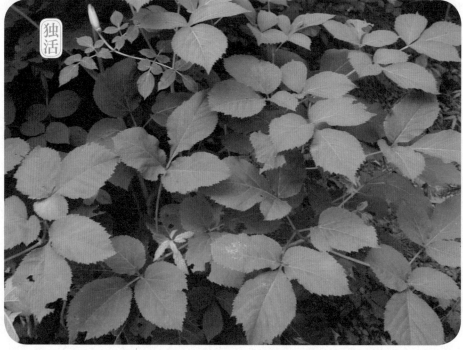

独活

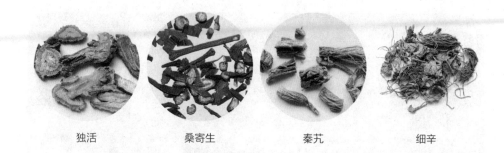

独活　　　　　　桑寄生　　　　　　秦艽　　　　　　细辛

独活、桑寄生、秦艽、防风、细辛、川芎（酒洗）、当归（酒洗）、白芍（酒炒）、熟地、桂心、茯苓、杜仲（姜汁炒断丝）、牛膝、人参、甘草等分，每服四钱。

去人参，加黄芪、续断，名三痹汤，治风、寒、湿三痹。

喻嘉言曰：此方用参、芪、四物一派补药，加艽、防胜风湿，桂心胜寒，细辛、独活通肾气，凡治三气袭虚成痹者，宜准诸此。

消风散 消风散热

消风散内羌防荆，芎朴参苓陈草并；

僵蚕蝉蜕藿香入，为末茶调或酒行；

头痛目昏项背急，顽麻瘾疹服之清。

人参、茯苓、防风、川芎、羌活、僵蚕（炒）、蝉蜕、藿香各二两，荆芥、厚朴（姜汁炒）、陈皮（去白）、甘草（炙）各五钱，每服三钱，茶调下，疮癣酒下。羌、防、芎、荆治头目项背之风，僵蚕、蝉蜕散咽膈皮肤之风，藿香、厚朴去恶散满，参、苓、甘、桔辅正调中。

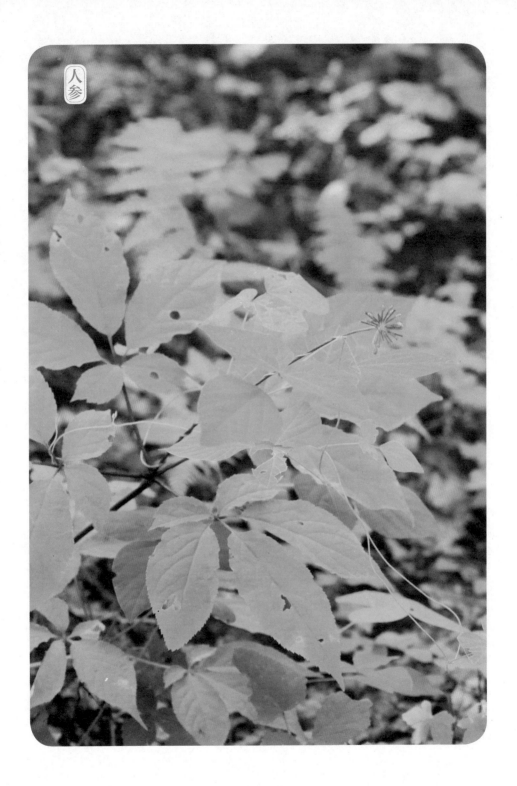

人参

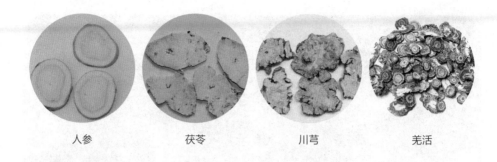

人参　　　　　　茯苓　　　　　　川芎　　　　　　羌活

川芎茶调散 (《局方》) 头目风热

川芎茶调散荆防，辛芷薄荷甘草羌；

目昏鼻塞风攻上，正偏头痛悉平康；

方内如加僵蚕菊，菊花茶调用亦臧。

薄荷三钱，川芎、荆芥各四钱，防风钱半，细辛一钱，羌活、白芷、甘草（炙）各二钱，为末，每服三钱，茶调下。羌活治太阳头痛，白芷治阳明头痛，川芎治少阳、厥阴头痛，细辛治少阴头痛，防风为风药卒徒，薄荷、荆芥散风热而清头目，以风热上攻，宜于升散，巅顶之上，惟风药可到也，加甘草以缓中，加茶调以清降。

菊花清头目，僵蚕去风痰。

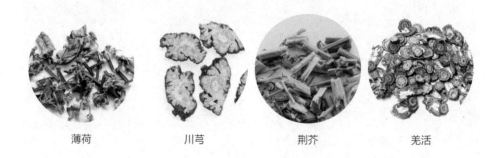

薄荷　　　　　　川芎　　　　　　荆芥　　　　　　羌活

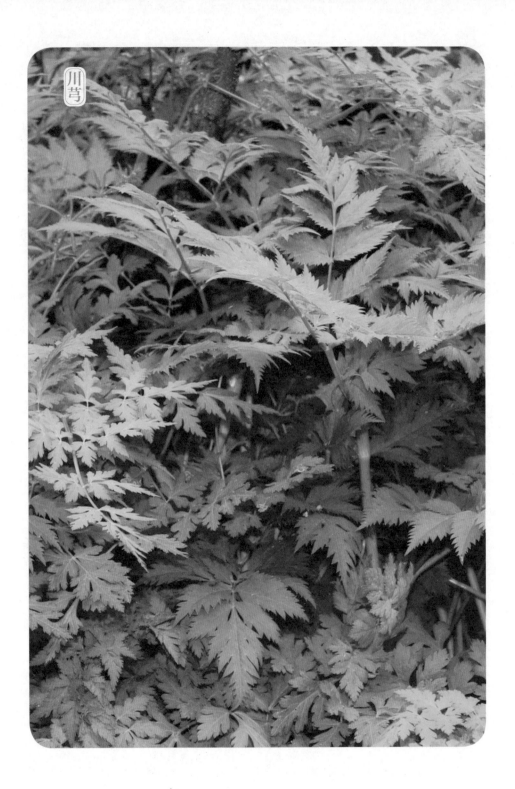
川芎

青空膏（东垣）风湿头风

青空芎草柴芩连，羌防升之入顶巅；
为末茶调如膏服，正偏头痛一时蠲。

川芎五钱，甘草（炙）两半，柴胡七钱，黄芩（酒炒）、黄连（酒炒）、羌活、防风各一两，每服三钱。风热湿热上攻头脑则痛，头两旁属少阳，偏头痛属少阳相火。芩、连苦寒，以羌、防、川、柴升之，则能去湿热于高巅之上矣。

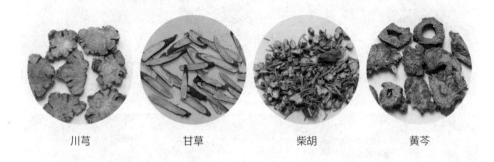

川芎　　　　甘草　　　　柴胡　　　　黄芩

人参荆芥散（《妇宝》）妇人血风劳

人参荆芥散熟地，防风柴枳芎归比；
酸枣鳖羚桂术甘，血风劳作风虚治。

血脉空疏，乃感风邪，寒热盗汗，久渐成劳。人参、荆芥、熟地、柴胡、枳壳、枣仁（炒）、鳖甲（童便炙）、羚羊角、白术各五分，防风、甘草（炙）、当归、川芎、桂心各三分，加姜煎。防风、柴、羚以疏风平木，地黄、龟、鳖以退热滋阴，芎、归、桂枝以止痛调经，参、术、炙草、枣仁以敛汗补虚，除烦进食。

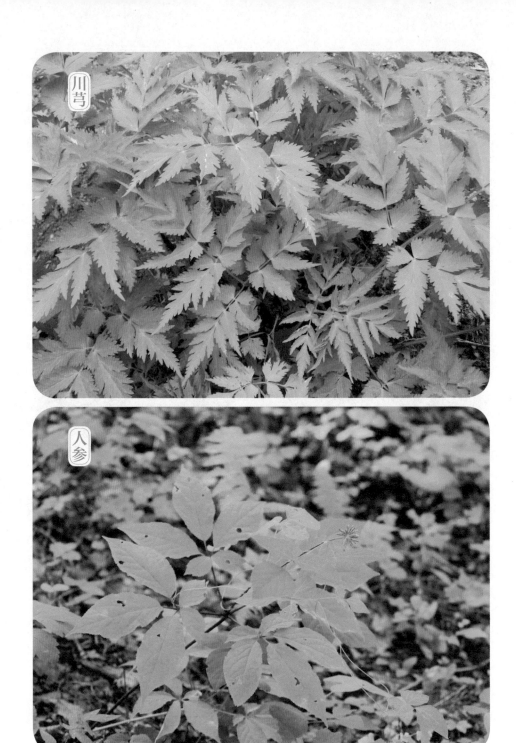

川芎

人参

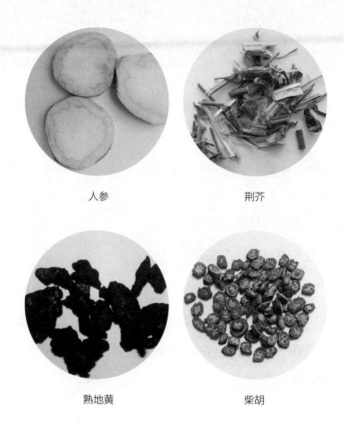

人参

荆芥

熟地黄

柴胡

十一、祛寒之剂（十二首 附方二）

理中汤（仲景）寒客中焦

理中汤主理中乡，甘草人参术黑姜；

呕利腹痛阴寒盛，或加附子总扶阳。

仲景曰：理中者，理中焦。白术（土炒）二两，人参、干姜（炮）、甘草（炙）各一两。治太阴厥逆，自利不渴，脉沉无力。人参利气益脾为君，白术健脾燥湿为臣，甘草和中补土为佐，干姜温胃散寒为使。加附子，名附子理中汤。

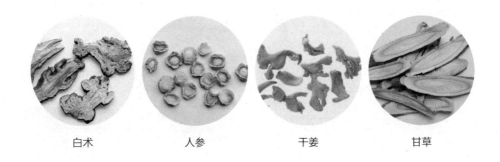

白术　　　　　人参　　　　　干姜　　　　　甘草

真武汤（仲景）温阳利水

真武汤壮肾中阳，茯苓术芍附生姜；

少阴腹痛有水气，悸眩瞷惕保安康。

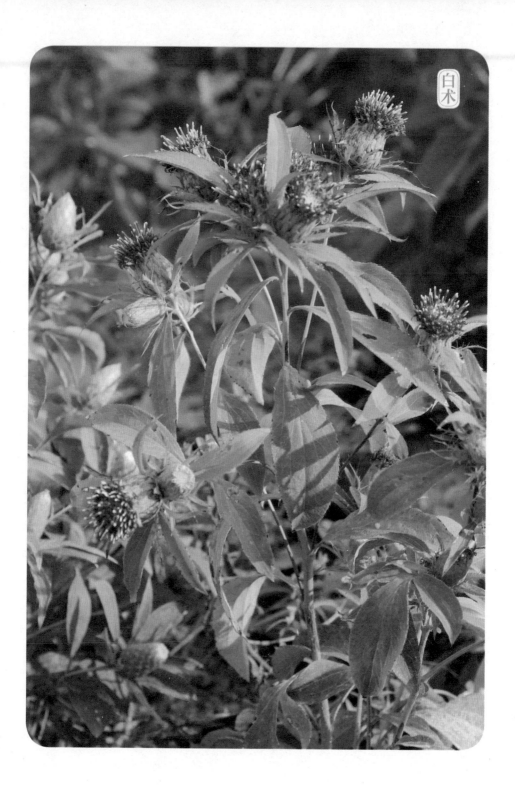

白术

附子一枚（炮），白术二两（炒），茯苓、白芍（炒）、生姜各三两。

中有水气，故心悸头眩；汗多亡阳，故肉瞤筋惕。苓、术补土利水以疗悸眩，姜、附回阳益火以逐虚寒，芍药敛阴和营以止腹痛。真武，北方水神，肾中火足，水乃归原。此方补肾之阳，壮火而利水，故名。

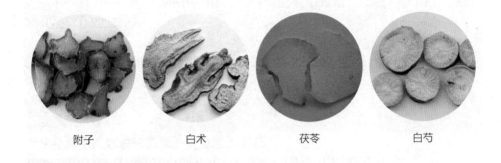

| 附子 | 白术 | 茯苓 | 白芍 |

四逆汤（仲景）阴证厥逆

四逆汤中姜附草，三阴厥逆太阳沉；
或益姜葱参芍桔，通阳复脉力能任。

附子一枚（生用），干姜一两，甘草（炙）二两，冷服。专治三阴厥逆，太阳初证脉沉亦用之。

面赤，格阳于上也，加葱白通阳，腹痛加白芍和阴，咽痛加桔梗，呕

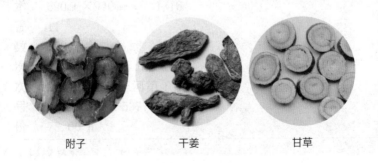

| 附子 | 干姜 | 甘草 |

吐利止，脉不出加人参补气复脉，呕吐加生姜以散逆气。

白通加人尿猪胆汁汤（仲景）阴盛格阳

白通加尿猪胆汁，干姜附子兼葱白；

热因寒用妙义深，阴盛格阳厥无脉。

尿：音鸟，去声，小便也。俗读平声，非。

附子一枚（炮），干姜一两，葱白四茎，此白通汤也。葱白以通阳气，姜、附以散阴寒，加人尿五合、猪胆汁一合。

阴寒内盛，格阳于外，故厥热无脉。纯与热药，则寒气格拒，不得达入，故于热剂中加尿汁，寒药以为引用，使得入阴而回阳也。

吴茱萸汤（仲景）吐利寒厥

吴茱萸汤人参枣，重用生姜温胃好；

阳明寒呕少阴利，厥阴头痛皆能保。

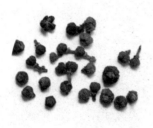

吴茱萸

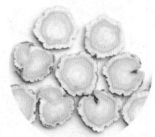

人参

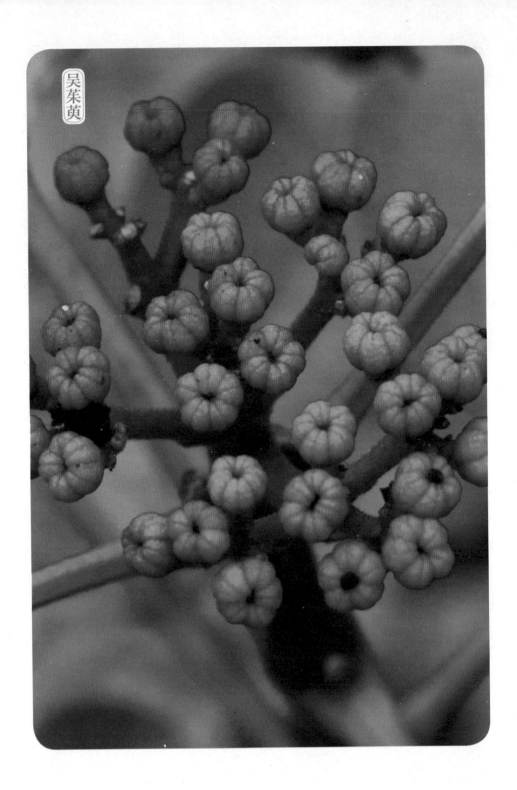

吴茱萸

吴茱萸一升（炮），人参三两，生姜六两，枣十二枚。姜、茱、参、枣补土散寒，茱萸辛热能入厥阴，治肝气上逆而致呕利腹痛。太阳热呕忌用。

益元汤（《活人》）戴阳烦躁

益元艾附与干姜，麦味知连参草将；
姜枣葱煎入童便，内寒外热名戴阳。

附子（炮）、艾叶、干姜、麦冬、五味、知母、黄连、人参、甘草。艾叶辛热能回阳。此乃阴盛格阳之证。面赤身热，不烦而躁，但饮水不入口，为外热内寒。此汤姜、附加知、连与白通加人尿、猪胆汁同义，乃热因寒药为引用也。

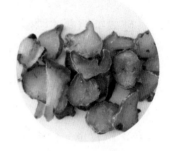

附子

　按：内热曰烦，为有根之火；外热曰躁，为无根之火。故但躁不烦及先躁后烦者，皆不治。

回阳救急汤（节庵）三阴寒厥

回阳救急用六君，桂附干姜五味群；
加麝三厘或胆汁，三阴寒厥见奇勋。

回阳救急汤，节庵曰：即四逆汤。附子（炮）、干姜、肉桂、人参各五分，白术、茯苓各一钱，半夏、陈皮各七分，甘草三分，五味九粒，姜煎。

姜、桂、附子去其阴寒，六君温补助其阳气，五味、人参以生其脉，加麝香者以通其窍，加胆汁者热因寒用也。

四神丸 肾虚脾泻

四神故纸吴茱萸，肉蔻五味四般须；

大枣百枚姜八两，五更肾泻火衰扶。

破故纸四两（酒浸，炒），吴茱萸一两（盐水炒），肉豆蔻三两（面裹，煨），五味子三两（姜炒），生姜同煎，枣烂即去姜，捣枣肉为丸，临卧盐汤下。若早服，不能敌一夜之阴寒也。

由肾命火衰不能生脾土，故五更将交阳分，阳虚不能键闭而泄泻，不可专责脾胃也。故纸辛温能补相火以通君火，火盛乃能生土，肉蔻暖胃固肠，吴茱燥脾去湿，五味补肾涩精，生姜温中，大枣补土，亦以防水也。

厚朴温中汤 虚寒胀满

厚朴温中陈草苓，干姜草蔻木香停；

煎服加姜治腹痛，虚寒胀满用皆灵。

厚朴、陈皮各一钱，甘草、茯苓、草豆蔻、木香各五分，干姜三分，加姜煎。干姜、草蔻辛热以散其寒，陈皮、木香辛温以调其气，厚朴辛温以散满，茯苓甘淡以利湿，甘草甘平以和中，寒散气行，痛胀自已矣。

导气汤 寒疝

寒疝痛用导气汤，川楝茴香与木香；
吴茱煎以长流水，散寒通气和小肠。

疝，亦名小肠气。川楝四钱，木香五钱，茴香二钱，吴茱一钱，汤泡同煎。川楝苦寒，入肝舒筋，能导小肠、膀胱之热从小水下行，为治疝君药；茴香暖胃散寒；吴茱温肝燥湿；木香行三焦通气。

疝气方（丹溪）寒湿疝气

疝气方用荔枝核，栀子山楂枳壳益；
再入吴茱暖厥阴，长流水煎疝痛释。

荔枝双结状类睾（音皋，肾子也）丸，能入肝肾，辟寒散滞；栀子泻火利水；枳壳行气破癥；山楂散瘀磨积。

疝乃厥阴肝邪，非肾病，以肝脉络阴器也。等分或为末，空心服。

橘核丸（《济生》）癞疝

橘核丸中川楝桂，朴实延胡藻带昆；
桃仁二木酒糊合，癞疝痛顽盐酒吞。

橘核、川楝子、海藻、海带、昆布、桃仁各二两，桂心、厚朴、枳实、延胡索、木通、木香各五钱，酒糊为丸，盐汤或酒下。橘核、木香能入厥阴气分而行气，桃仁、延胡能入厥阴气分而活血，川楝、木通能导小肠、膀胱之湿，官桂能祛肝肾之寒，厚朴、枳实行结水而破宿血，昆布、藻、带寒行水而咸软坚。

三物香薷饮 （《局方》）散暑和脾

三物香薷豆朴先，若云热盛加黄连；
或加苓草名五物，利湿去暑木瓜宣；
再加参芪与陈术，兼治内伤十味全；
二香合入香苏饮，仍有藿薷香葛传。

香薷辛温香散，能入脾肺，发越阳明以散蒸热；厚朴除湿散满；扁豆清暑和脾。

加黄连，名黄连香薷饮（《活人》），治中暑热盛，口渴心烦。加茯苓、甘草，名五物香薷饮。加木瓜，名六味香薷饮，木瓜、茯苓治湿盛。六味加参、芪、陈皮、白术，名十味香薷饮。

五味香薷饮合香苏饮（香附、紫苏、陈皮、苍术），名二香散，治外

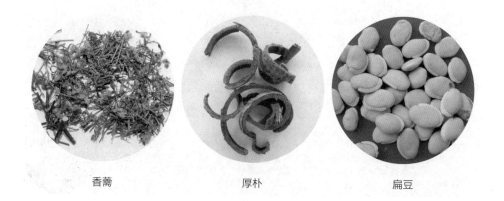

| 香薷 | 厚朴 | 扁豆 |

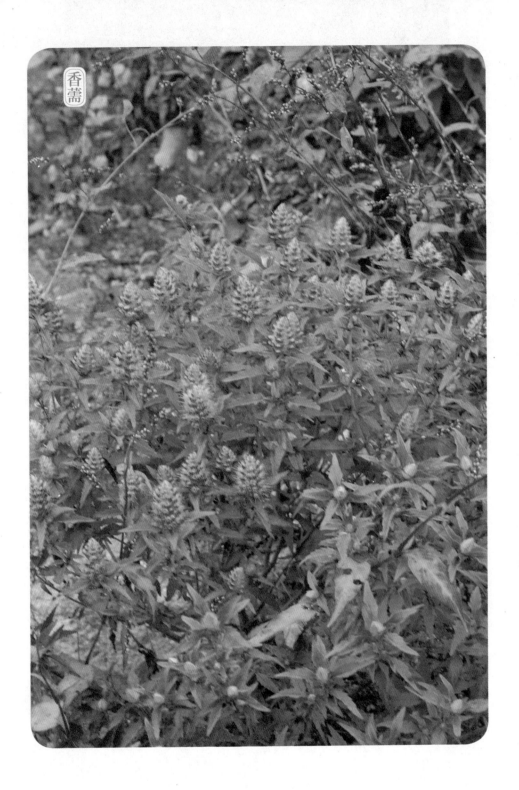

香薷

感内伤，身寒腹胀。

三物香薷饮合藿香正气散，名藿薷汤，治伏暑吐泻。三物香薷饮加葛根，名香葛汤，治暑月伤风。

清暑益气汤 （东垣）补肺生津，燥湿清热

清暑益气参草芪，当归麦味青陈皮；
曲柏葛根苍白术，升麻泽泻枣姜随。

人参、黄芪、甘草（炙）、当归（酒洗）、麦冬、五味、青皮（麸炒）、陈皮（留白）、神曲（炒）、黄柏（酒炒）、葛根、苍术、白术（土炒）、升麻、泽泻，加姜、枣煎。热伤气，参、芪补气敛汗；湿伤脾，二术燥湿强脾；火旺则金病而水衰，故用麦、味保肺生津；黄柏泻火滋水；青皮理气而破滞；当归养血而和阴；曲、草和中而消食；升、葛以升清；泽泻以降浊也。

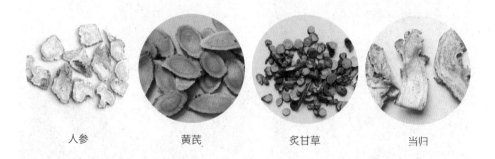

| 人参 | 黄芪 | 炙甘草 | 当归 |

缩脾饮 温脾清暑

缩脾饮用清暑气，砂仁草果乌梅暨；
甘草葛根扁豆加，吐泻烦渴温脾胃；

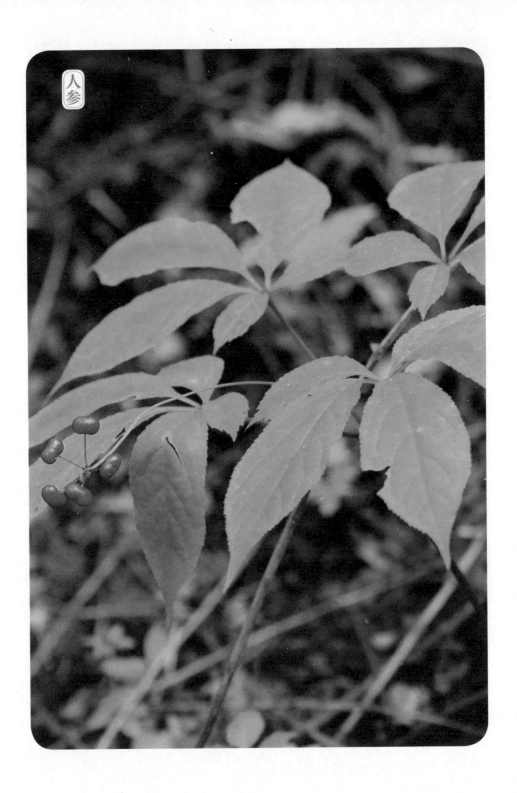

人参

古人治暑多用温，暑为阴证此所谓；

大顺杏仁姜桂甘，散寒燥湿斯为贵。

砂仁、草果（煨）、乌梅、甘草（炙）各四两，扁豆（炒，研）、葛根各二两。暑必兼湿，而湿属脾土，故用砂仁、草果利气温脾，扁豆解暑渗湿，葛根升阳生津，甘草补土和中，乌梅清热止渴。

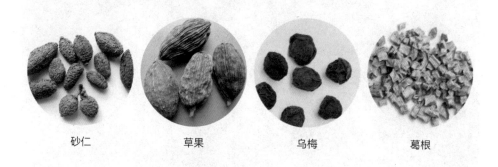

| 砂仁 | 草果 | 乌梅 | 葛根 |

古人治暑多用温，如香薷散、大顺散之类。

洁古曰：中热为阳证，为有余；中暑为阴证，为不足。《经》曰：脉虚身热，得之伤暑。

大顺散，先将甘草白沙炒，次入干姜、杏仁（炒），合肉桂为末，每服一钱。吴鹤皋曰：此非治暑，乃治暑月饮冷受伤之脾胃耳。

生脉散 保肺复脉

生脉麦味与人参，保肺清心治暑淫；

气少汗多兼口渴，病危脉绝急煎斟。

人参五分，麦冬八分，五味子九粒。人参大补肺气，麦冬甘寒润肺，

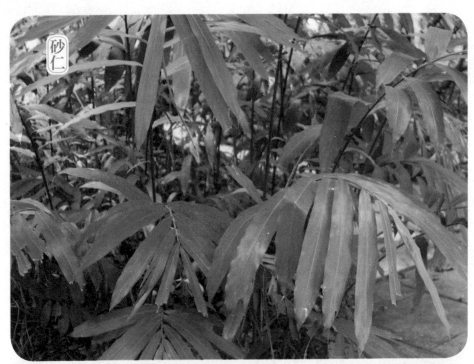

砂仁

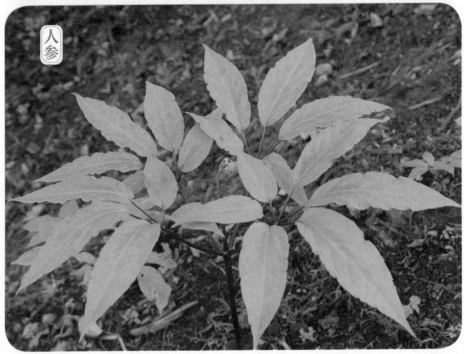

人参

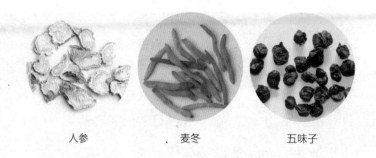

人参　　　　　麦冬　　　　　五味子

五味酸收敛肺并能泻火生津。盖心主脉，肺朝百脉，补肺清心则气充而脉复。将死脉绝者服之，能令复生。夏月火旺烁金，尤宜服之。

六一散 清暑利湿

六一滑石同甘草，解肌行水兼清燥；
统治表里及三焦，热渴暑烦泻痢保；
益元碧玉与鸡苏，砂黛薄荷加之好。

滑石六两，甘草一两，灯心汤下，亦有用姜汤下者。滑石气轻解肌，质重泻火，滑能入窍，淡能行水，故能通治上下表里之湿热；甘草泻火和中，又以缓滑石之寒滑。

前方加辰砂，名益元散，取其清心；加青黛，名碧玉散，取其凉肝；加薄荷，名鸡苏散，取其散肺也。

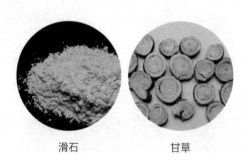

滑石　　　　甘草

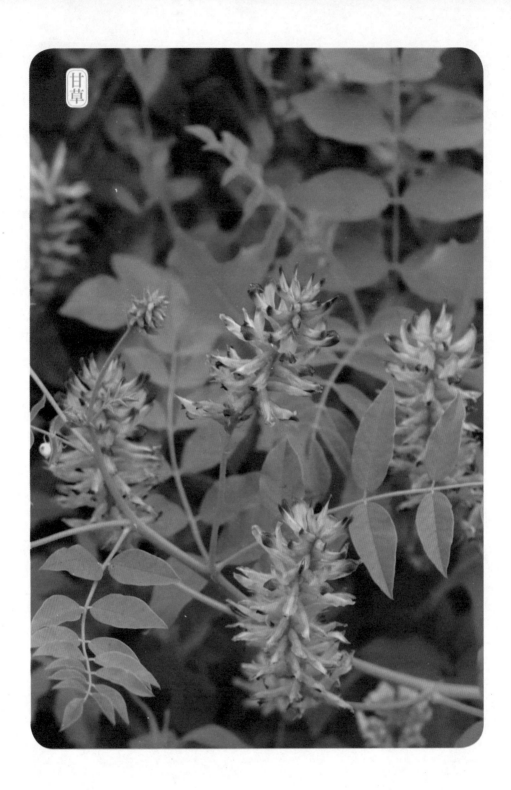

甘草

五苓散（仲景）行水总剂

五苓散治太阳腑，白术泽泻猪茯苓；

膀胱气化添官桂，利便消暑烦渴清；

除桂名为四苓散，无寒但渴服之灵；

猪苓汤除桂与术，加入阿胶滑石停；

此为和湿兼泄热，黄疸便闭渴呕宁。

太阳经热传入膀胱腑者用之。猪苓、茯苓、白术（炒）各十八铢，泽泻一两六铢，桂半两，每服三钱。二苓甘淡利水，泽泻甘咸泻水，能入肺肾而通膀胱，导水以泻火邪，加白术者，补土以制水，加官桂者，气化乃能出也。《经》曰：膀胱者，州都之官，津液藏焉，气化则能出矣。

湿胜则气不得施化，故渴，利其湿则渴自止。猪苓、茯苓、泽泻、阿胶、滑石各一两。滑石泻火解肌，最能行水。吴鹤皋曰：以诸药过燥，故加阿胶以存津液。

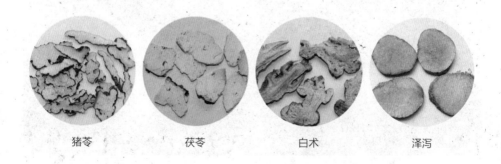

猪苓　　　　茯苓　　　　白术　　　　泽泻

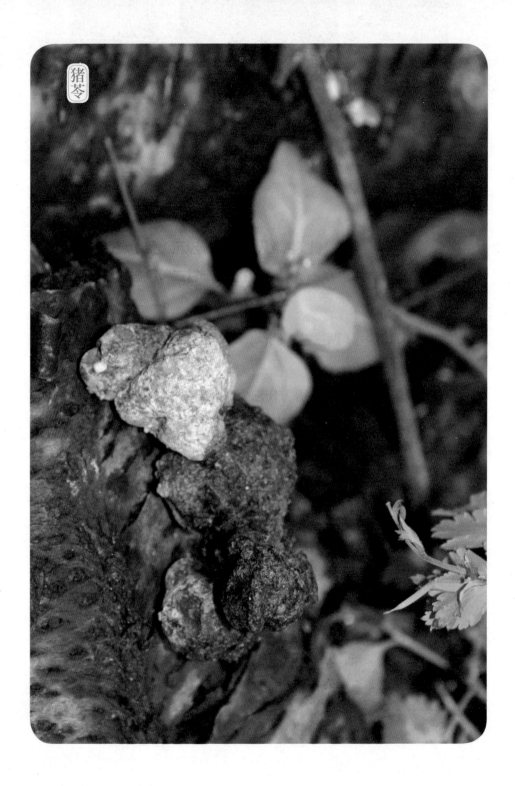

猪苓

五苓治湿胜，猪苓兼热胜。

小半夏加茯苓汤（仲景）行水消痞

小半夏加茯苓汤，行水消痞有生姜；
加桂除夏治悸厥，茯苓甘草汤名彰。

半夏一升，茯苓三两，生姜半斤，除茯苓，名小半夏汤。加桂枝、甘草除半夏，名茯苓甘草汤。仲景治伤寒水气乘心，厥而心下悸者，先治其水，后治其厥，火因水而下行则眩，悸止而痞满治矣。

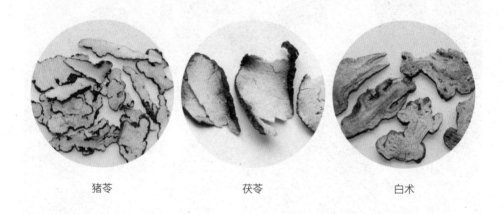

猪苓　　　　　　　茯苓　　　　　　　白术

肾着汤（仲景）湿伤腰肾

肾着汤内用干姜，茯苓甘草白术襄；
伤湿身痛与腰冷，亦名干姜苓术汤；
黄芪防己除姜茯，术甘姜枣共煎尝；
此治风水与诸湿，身重汗出服之良。

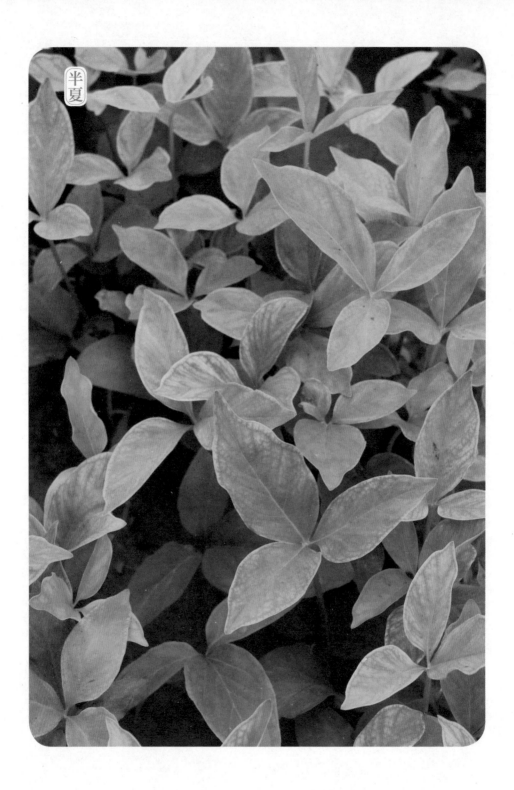

半夏

干姜（炮）、茯苓各四两，甘草（炙）、白术（炒）各二两。此数药行水补土，此湿邪在经而未入腑脏者。

黄芪、防己各一两，白术七钱半，甘草（炙）五钱，加姜、枣煎。防己大辛苦寒，通行十二经，开窍行水；黄芪生用达表；白术燥湿强脾并能止汗；加甘草者，益土所以制水，又缓防己之峻急性也。

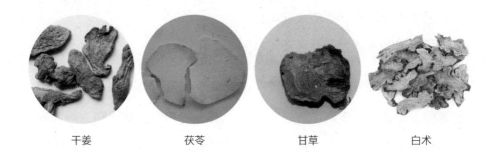

| 干姜 | 茯苓 | 甘草 | 白术 |

舟车丸（河间）燥实阳水

舟车牵牛及大黄，遂戟芫花又木香；
青皮橘皮加轻粉，燥实阳水却相当。

口渴面赤气粗，便秘而肿胀者，为阳水。黑牵牛四两（炒），大黄二两（酒浸），甘遂（面裹煨）、芫花（醋炒）、大戟（面裹煨）、青皮（炒）、橘红各一两，木香五钱，轻粉一钱，水丸。牵牛、大黄、遂、戟、

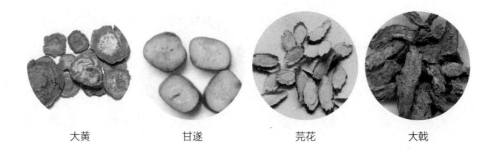

| 大黄 | 甘遂 | 芫花 | 大戟 |

芫花行水厉药，木香、青、陈以行气，少加轻粉以透经络，然非实证不可轻投。

疏凿饮子 阳水

疏凿槟榔及商陆，苓皮大腹同椒目；
赤豆芫羌泻木通，煎益姜皮阳水服。

槟榔、商陆、茯苓皮、大腹皮、椒目、赤小豆、秦芫、羌活、泽泻、木通等分，加姜皮、枣煎。芫、羌散湿上升，通、泻泻湿下降，苓、腹、姜皮行水于皮肤，椒、豆、商、槟攻水于腹里，亦上下表里分消之意。

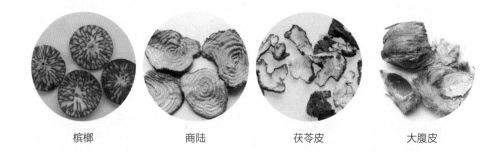

槟榔　　　　　商陆　　　　　茯苓皮　　　　大腹皮

实脾饮 （严氏）虚寒阴水

实脾苓术与木瓜，甘草木香大腹加；
草蔻附姜兼厚朴，虚寒阴水效堪夸。

便利不渴而肿胀者，为阴水。茯苓、白术（土炒）、木瓜、甘草、木香、大腹皮、草豆蔻（煨）、附子（炮）、黑姜、厚朴（炒），加姜、枣煎。脾虚补以苓、术、甘草，脾寒温以蔻、附、黑姜，脾湿利以茯苓、大腹皮，脾滞导以厚朴、木香。又：土之不足由于木之有余，木瓜、木香皆能平肝泻木，使木不克土，而脾和则土能制水而脾实矣。

《经》曰：湿胜则地泥，实土正所以制水也。

五皮饮（澹寮）脾虚肤肿

五皮饮用五般皮，陈茯姜桑大腹奇；
或用五加易桑白，脾虚肤胀此方司。

陈皮、茯苓皮、姜皮、桑白皮、大腹皮。

脾不能为胃行其津液，故水肿，半身以上宜汗，半身以下宜利小便。此方于泻水之中仍寓调补之意。皆用皮者，水溢皮肤，以皮行皮也。

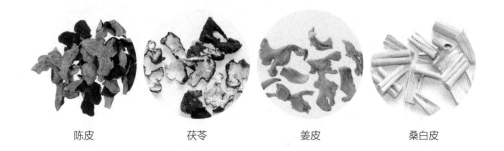

陈皮　　　茯苓　　　姜皮　　　桑白皮

羌活胜湿汤（《局方》）湿气在表

羌活胜湿羌独芎，甘蔓藁本与防风；
湿气在表头腰重，发汗升阳有异功；
风能胜湿升能降，不与行水渗湿同；
若除独活芎蔓草，除湿升麻苍术充。

气升则水自降。湿气在表宜汗，又风能胜湿，故用风药上升，使湿从汗散。羌活、独活各一钱，川芎、甘草、炙藁本、防风各五分，蔓荆子三分。如有寒湿加附子、防己。

除独活、川芎、蔓荆、甘草，加升麻、苍术，名羌活除湿汤，治风湿身痛。

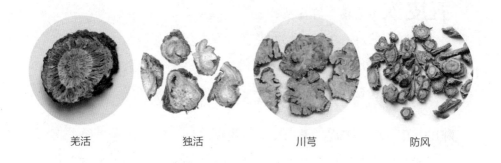

羌活　　　　　独活　　　　　川芎　　　　　防风

大橘皮汤 水肿泄泻

大橘皮汤治湿热，五苓六一二方缀；

陈皮木香槟榔增，能消水肿及泄泻。

用五苓散（赤茯苓一钱，猪苓、泽泻、白术、桂各五分）、六一散（滑石六钱，甘草一钱），加陈皮钱半，木香、槟榔各三分，每服五钱，加姜煎。小肠之水并入大肠，致小肠不利而大便泄泻。二散皆行水泄热之药，加槟榔峻下，陈皮、木香理气以利小便而实大便也。水肿亦湿热为病，故皆治之。

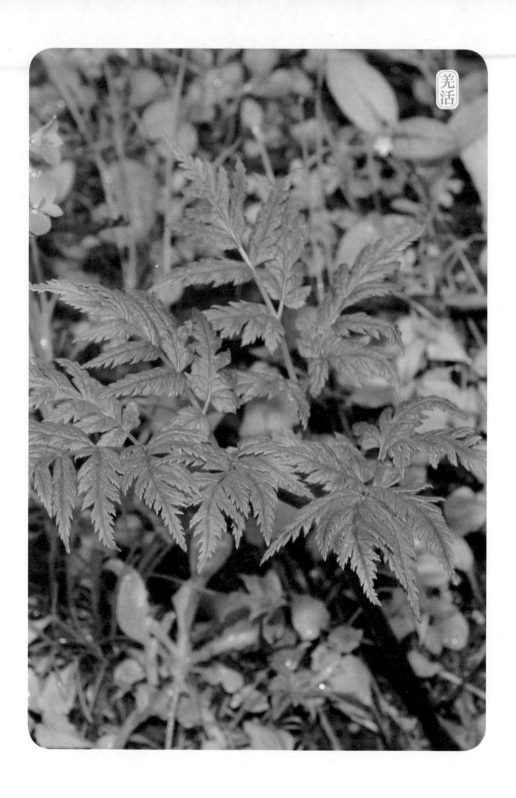

羌活

茵陈蒿汤（仲景）黄疸

茵陈蒿汤治疸黄，阴阳寒热细推详；

阳黄大黄栀子入，阴黄附子与干姜；

亦有不用茵陈者，仲景柏皮栀子汤。

瘀热在里，口渴便秘，身如橘色，脉沉实者，为阳黄。茵陈六两，大黄二两（酒浸），栀子十四枚。茵陈发汗利水，能泄太阴、阳明之湿热，栀子导湿热出小便，大黄导湿出大便。

以茵陈为主。如寒湿阴黄，色暗便溏者，除栀子、大黄，加干姜、附子以燥湿散寒。

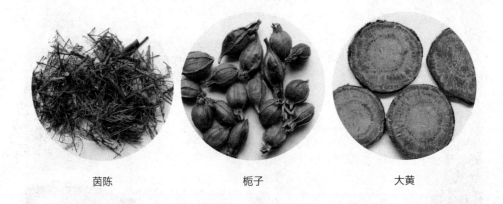

茵陈　　　　　　　　栀子　　　　　　　　大黄

黄柏二两，栀子五十枚，甘草一两，名柏皮栀子汤。

按：阳黄，胃有瘀热者宜下之，如发热者则势外出而不内入，不必汗下，惟用栀子、黄柏清热利湿以和解之。若小便利，色白无热者，仲景作虚劳治，用小建中汤。

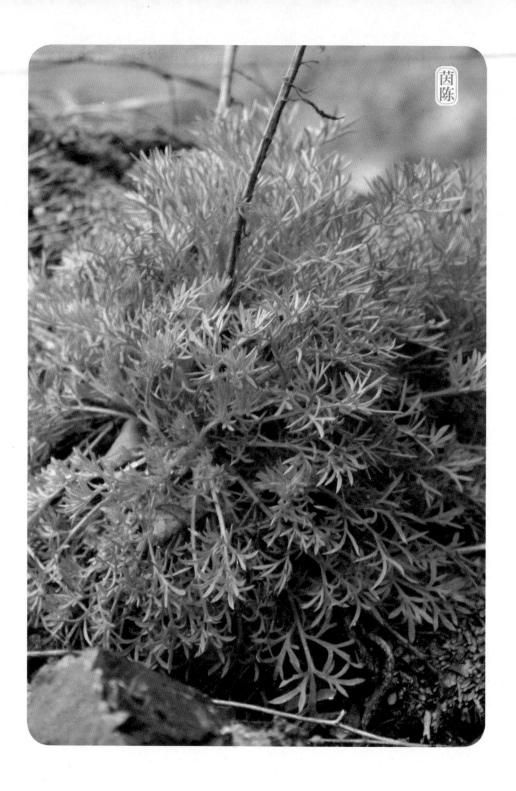

茵陈

八正散 （《局方》）淋痛尿血

八正木通与车前，萹蓄大黄滑石研；
草梢瞿麦兼栀子，煎加灯草痛淋蠲。

一方有木香，治湿热下注，口渴咽干，淋痛尿血，小腹急满。

木通、灯草、瞿麦降心火入小肠，车前清肝火入膀胱，栀子泻三焦郁火，大黄、滑石泻火利水之捷药，萹蓄利便通淋，草梢入茎止痛。虽治下焦，而不专于治下，必三焦通利，水乃下行也。

萆薢分清汤 膏淋白浊

萆薢分清石菖蒲，草梢乌药益智俱；
或益茯苓盐煎服，通心固肾浊精驱；
缩泉益智同乌药，山药糊丸便数需。

萆薢、石菖蒲、甘草梢、乌药，甘草梢减半，余药等分。或加茯苓、盐少许。治遗精白浊。萆薢能泄厥阴、阳明湿热，去浊分清；乌药疏逆气而止便数；益智固脾胃而开郁结；石菖蒲开九窍而通心；甘草梢达肾茎而止痛。使湿热去而心肾通，则气化行而淋浊止矣。以此疏泄为禁止者也。缩泉丸，益智、乌药等分，山药糊丸，盐汤下，治便数遗尿。

当归拈痛汤 （东垣）湿气疮疡

当归拈痛羌防升，猪泽茵陈芩葛朋；

二术苦参知母草，疮疡湿热服皆应。

当归（酒洗）、羌活、防风、升麻、猪苓、泽泻、茵陈、黄芩（酒炒）、葛根、苍术、白术（土炒）、苦参、知母（并酒炒）、甘草（炙）。羌活通关节，防风散留湿，苦参、黄芩、茵陈、知母以泄湿热，当归以和气血，升、葛助阳而升清，苓、泻泻湿降浊，参、甘、二术补正固中，使苦寒不伤胃、疏泄不伤气也。

刘宗厚曰：此东垣本治湿热脚气，后人用治诸疮，甚验。

十四、润燥之剂（十三首 附方二）

炙甘草汤（仲景）虚劳肺痿

炙甘草汤参姜桂，麦冬生地大麻仁；

大枣阿胶加酒服，虚劳肺痿效如神。

甘草（炙）、人参、生姜、桂枝各三两，阿胶（蛤粉炒）二两，生地一斤，麦冬、麻仁（研）各半斤，枣十二枚，水、酒各半煎。

仲景治伤寒脉结代，心动悸及肺痿唾多。《千金翼》用治虚劳，《宝鉴》用治呃逆，《外台》用治肺痿。参、草、麦冬益气复脉，阿胶、生地补血养阴，枣、麻润滑以缓脾肾，姜、桂辛温以散余邪。

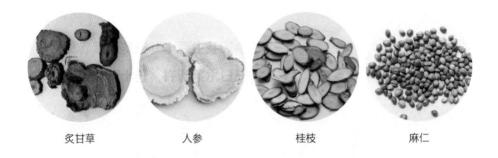

炙甘草　　　　人参　　　　桂枝　　　　麻仁

滋燥养荣汤 血虚风燥

滋燥养荣两地黄，芩甘归芍及芃防；

爪枯肤燥兼风秘，火灼金伤血液亡。

当归（酒洗）二钱，生地、熟地、白芍（炒）、黄芩（酒炒）、秦艽各一钱，防风、甘草各五分。艽、防风药润剂。

活血润燥生津饮（丹溪）内燥血枯

活血润燥生津液，二冬熟地兼瓜蒌；
桃仁红花及归芍，利便通幽善泽枯。

熟地、当归、甘、芍各一钱，天冬、麦冬、瓜蒌各八分，桃仁（研）、红花各五分。

润肠丸（东垣）风秘血秘

润肠丸用归尾羌，桃仁麻仁及大黄；
或加艽防皂角子，风秘血秘善通肠。

归尾、羌活、大黄各五钱，桃仁、大麻仁各一两，蜜丸。归尾、桃仁润燥活血，羌活散火搜风，大黄破结通幽，麻仁滑肠利窍。

风湿加秦艽、防风、皂角子（烧存性，研）。皂角子得湿则滑，善通便秘（风燥、血燥致大便秘）；艽、防治风。

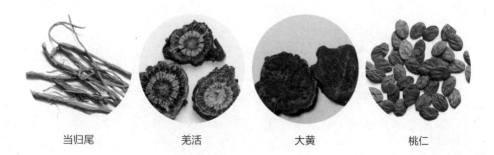

当归尾　　　　　羌活　　　　　大黄　　　　　桃仁

韭汁牛乳饮（丹溪）反胃噎膈

韭汁牛乳反胃滋，养荣散瘀润肠奇；
五汁安中姜梨藕，三般加入用随宜。

牛乳半斤，韭叶汁少许，滚汤顿服，名韭汁牛乳饮。牛乳六分，韭汁、姜汁、藕汁、梨汁各一分，和服，名五汁安中饮（张任候）。并治噎膈反胃。噎膈由火盛或血枯，或有瘀血寒痰阻滞胃口，故食入反出也。牛乳润燥养血，为君；韭汁、藕汁消瘀益胃；姜汁温胃散痰；梨汁消痰降火。审证用之，加陈酒亦佳，以酒乃米汁也。

通幽汤（东垣）噎塞便秘

通幽汤中二地俱，桃仁红花归草濡；
升麻升清以降浊，噎塞便秘此方需；
有加麻仁大黄者，当归润肠汤名殊。

清阳不升则浊阴不降，故大便不通。生地、熟地各五分，桃仁（研）、红花、当归身、甘草（炙）、升麻各一钱。麻仁、大黄、当归皆润燥通肠。

搜风顺气丸 风秘肠风

搜风顺气大黄蒸，郁李麻仁山药增；
防风车前及槟枳，菟丝牛膝山茱仍；

中风风秘及气秘，肠风下血总堪凭。

大黄（九蒸九晒）五两，大麻仁、郁李仁（去皮）、山药（酒蒸）、车前子、牛膝（酒蒸）、山萸肉各三两，菟丝子（酒浸）、防风、槟榔、枳壳（麸炒）各一两，蜜丸。防风润肾搜风，槟榔顺气破滞，大黄经蒸晒则性和缓，同二仁滑利润燥通幽，牛膝、车前下行利水，加山药、山萸肉、菟丝子固本益阳，不使过于攻散也。

消渴方（丹溪）胃热消渴

消渴方中花粉连，藕汁地汁牛乳研；
或加姜蜜为膏服，泻火生津益血痊。

粉、连研末，诸汁调服。黄连泻心火，生地滋肾水，藕汁益胃，花粉生津，牛乳润燥益血。

白茯苓丸 肾消

白茯苓丸治肾消，花粉黄连萆薢调；
二参熟地覆盆子，石斛蛇床脆脘要。

脆脘，音皮鸥，鸡肫皮也。
茯苓、花粉、黄连、萆薢、人参、元参、熟地黄、覆盆子各一两，石斛、蛇床子各七钱半，鸡肫皮三十具微炒，蜜丸，磁石汤下。黄连降心火，石斛平胃热，熟地、元参生肾水，覆盆、蛇床固肾精，人参补气，花

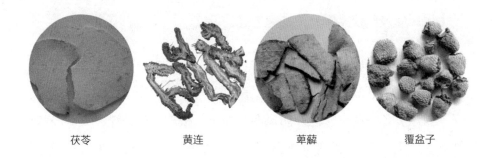

| 茯苓 | 黄连 | 萆薢 | 覆盆子 |

粉生津，茯苓交心肾，萆薢利湿热。顿服治肾消。磁石色黑属水，假之入肾也。

猪肾荠苨汤（《千金》）解毒治肾消

猪肾荠苨参茯神，知芩甘草石膏因；
磁石天花同黑豆，强中消渴此方珍。

下消之证，茎长兴盛，不交精出，名强中，缘服邪术热药而毒盛也。

猪肾一具，大豆一升，荠苨、人参、石膏各三两，磁石（绵裹）、茯神、知母、黄芩、葛根、甘草、花粉各二两，先煎豆、肾，去渣，以药分三服。知、芩、石膏以泻邪火，人参、甘草以固正气，葛根、花粉以生津，荠苨、黑豆最能解毒，磁石、猪肾引之入肾也。

地黄饮子（《易简》）消渴烦躁

地黄饮子参芪草，二地二冬枇斛参；
泽泻枳实疏二腑，躁烦消渴血枯含。

人参、黄芪、甘草（炙）、天冬、麦冬、生地、枇杷叶（蜜炙）、石斛、泽泻、枳实（麸炒），每服二钱。参、芪、甘草以补其气，气能生水；二地、二冬以润其燥，润能益血；石斛平胃，枇杷降气，泽泻泻膀胱之火，枳实泻大肠之滞，使二腑清，则心、肺二脏之气得以下降而渴自止。

酥蜜膏酒（《千金》）气乏声嘶

酥蜜膏酒用饴糖，二汁百部及生姜；
杏枣补脾兼润肺，声嘶气惫酒温尝。

酥蜜、饴糖、枣肉、杏仁（细研）、百部汁、生姜汁共煎一饮，久如膏，酒温细细咽下，服之自效也。

清燥汤（东垣）燥金受湿热之邪

清燥二术与黄芪，参苓连柏草陈皮；
猪泽升柴五味曲，麦冬归地痿方推。

治肺金受湿热之邪，痿躄喘促，口干便赤。黄芪钱半，苍术（炒）一

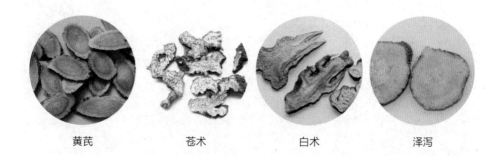

| 黄芪 | 苍术 | 白术 | 泽泻 |

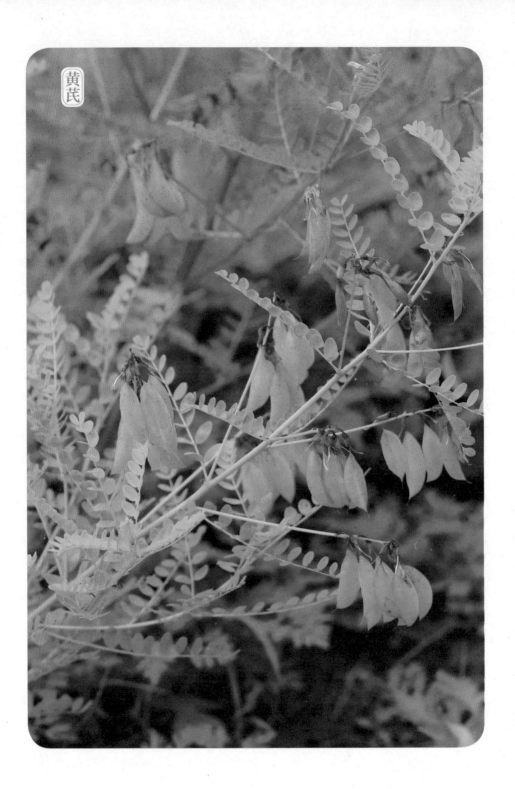

黄芪

钱，白术（炒）、陈皮、泽泻各五分，人参、茯苓、升麻各三分，当归（酒洗）、生地、麦冬、甘草（炙）、神曲（炒）、黄柏（酒炒）、猪苓各二分，柴胡、黄连（炒）各一分，五味九粒，煎。肺为辛金，主气；大肠为庚金，主津。燥金受湿热之邪，则寒水生化之源绝，而痿躄喘渴诸症作矣。参、芪、苓、术、陈、草补土以生金，麦、味保金而生水，连、柏、归、地泻火滋阴，猪、泽、升、柴升清降浊，则燥金肃清，水出高原，而诸病平矣。

此方不尽润药，因"清燥"二字，故附记于此。然东垣所云清燥者，盖指肺与大肠为燥金也。

黄连解毒汤 三焦实热

黄连解毒汤四味，黄柏黄芩栀子备；

躁狂大热呕不眠，吐衄斑黄均可使；

若云三黄石膏汤，再加麻黄及淡豉；

此为伤寒温毒盛，三焦表里相兼治；

栀子金花加大黄，润肠泻热真堪倚。

毒即大热也。黄连、黄柏、黄芩、栀子等分。

栀子金花丸加大黄，黄芩、黄柏、黄连、栀子、大黄，水丸。

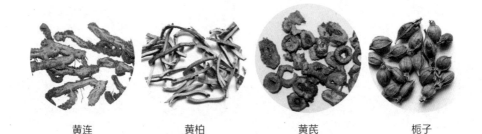

黄连　　　　黄柏　　　　黄芪　　　　栀子

附子泻心汤（仲景）恶寒痞满

附子泻心用三黄，寒加热药以维阳；

痞乃热邪寒药治，恶寒加附始相当；

大黄附子汤同意，温药下之妙异常。

芩、连各一两，大黄二两，附子一枚（炮）。恐三黄重损其阳，故加附子。

伤寒痞满从外之内，满在胸而不在胃，多属热邪，故宜苦泻。若杂病之痞从内之外，又宜辛散。

《经》曰：心下痞，按之软，关脉浮者，大黄黄连泻心汤；心下痞而复恶寒汗出者，附子泻心汤。

大黄附子汤，大黄、细辛各二两，附子一枚（炮）。《金匮》曰：阳中有阴，宜以温药下其寒。后人罕识其旨。

半夏泻心汤（仲景）胸下虚痞

半夏泻心黄连芩，干姜甘草与人参；
大枣和之治虚痞，法在降阳而和阴。

半夏半斤，黄连一两，干姜、黄芩、甘草（炙）、人参各三两，大枣十二枚。治伤寒下之早。胸满而不痛者为痞，身寒而呕，饮食不下，非柴胡证，凡用泻心者，多属误下。非传经热邪，否而不泰为痞。泻心者，必以苦，故用芩、连；散痞者，必以辛，故用姜、夏；欲交阴阳、通上下者，以和其中，故用参、甘、大枣。

白虎汤（仲景）肺胃实热

白虎汤用石膏煨，知母甘草粳米陪；

亦有加入人参者，躁烦热渴舌生胎。

石膏一斤，知母六两，甘草二两，粳米六合。加人参，名人参白虎汤。

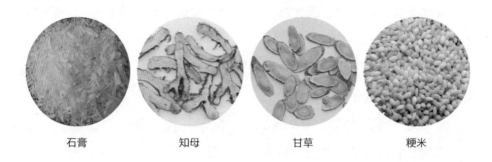

石膏　　　　　知母　　　　　甘草　　　　　粳米

白虎，西方金神，此方清肺金而泻火，故名。然必实热方可用之，或有血虚身热、脾虚发热及阴盛格阳，类白虎汤证投之，不可救也。

按：白虎证，脉洪大有力；类白虎证，脉大而虚，以此为辨。又当观小便，赤者为内热，白者为内寒也。

竹叶石膏汤 (仲景) 脾胃虚热

竹叶石膏汤人参，麦冬半夏与同林；
甘草生姜兼粳米，暑烦热渴脉虚寻。

竹叶二把，石膏一斤，人参三两，甘草（炙）三两，麦冬一升，半夏、粳米各半斤，加姜煎。治伤寒解后呕渴少气。竹叶、石膏之辛寒，以散余热；参、甘草、粳、麦之甘平，以补虚生津；姜、夏之辛温，以豁痰止呕。

升阳散火汤（东垣）火郁

升阳散火葛升柴，羌独防风参芍侪；
生炙二草加姜枣，阳经火郁发之佳。

柴胡八钱，葛根、升麻、羌活、独活、人参、白芍各五钱，防风二钱半，甘草（炙）三钱，生甘草二钱，每服五钱，加姜、枣煎。火发多在肝胆之经，以木盛能生火，而二经俱夹相火。故以柴胡散肝为君，羌、防以发太阳之火，升、葛以发阳明之火，独活以发少阴之火，加参、甘者补土以泻火，加白芍者泻肝而益脾，且令散中有补，发中有收也。

凉膈散（《局方》）膈上实热

凉膈硝黄栀子翘，黄芩甘草薄荷饶；
竹叶蜜煎疗膈上，中焦燥实服之消。

连翘四两，大黄（酒浸）、芒硝、甘草各二两，栀子（炒黑）、黄芩（酒炒）、薄荷各一两为末，每服三钱，加竹叶、生蜜煎。连翘、薄荷、竹叶（叶生竹上，故治上焦）以升散于上，栀、芩、硝、黄以推泻于下，使上升下行而膈自清矣，加甘草、生蜜者，病在膈，甘以缓之也。

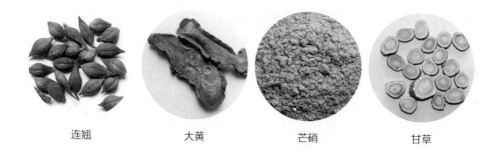

| 连翘 | 大黄 | 芒硝 | 甘草 |

潘思敬曰：仲景调胃承气汤，后人加味一变而为凉膈散，再变而为防风通圣散。

清心莲子饮 （《局方》）胃火淋渴

清心莲子石莲参，地骨柴胡赤茯芩；
芪草麦冬车前子，躁烦消渴及崩淋。

石莲、人参、柴胡、赤茯苓、黄芪各三钱，黄芩（酒炒）、地骨皮、麦冬、车前子、甘草（炙）各二钱。参、芪、甘草补虚泻火，柴胡、地骨退热平肝，黄芩、麦冬清热上焦，赤茯、车前利湿下部，中以石莲交其心肾。

甘露饮 （《局方》）胃中湿热

甘露两地与茵陈，芩枳枇杷石斛伦；
甘草二冬平胃热，桂苓犀角可加均。

生地、熟地、茵陈、黄芩、枳壳、枇杷叶、石斛、甘草、天冬、麦冬等分，煎。二地、二冬、甘草、石斛平胃肾之虚热，清而兼补；黄芩、茵陈折热而去湿；枳壳、枇杷抑气而降火。

加茯苓、肉桂，名桂苓甘露饮。《本事》方加犀角通治胃中湿热，口疮吐衄。

清胃散（东垣）胃火牙痛

清胃散用升麻连，当归生地牡丹全；
或益石膏平胃热，口疮吐衄及牙宣。

齿龈出血，黄连泻心火亦泻脾火，丹皮、生地平血热，当归引血归经，石膏泻阳明之火，升麻升阳明之清。

昂按：古人治血，多用升麻，然上升之药终不可轻施。

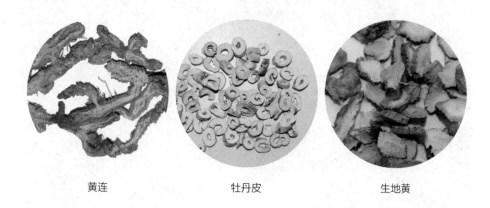

黄连　　　　　　　牡丹皮　　　　　　　生地黄

泻黄散　胃热口疮

泻黄甘草与防风，石膏栀子藿香充；
炒香蜜酒调和服，胃热口疮并见功。

防风四两，甘草二两，黑栀子一两，藿香七钱，石膏五钱。栀子、石膏泻肺胃之火，藿香辟恶调中，甘草补脾泄热，重用防风者，能发脾中伏火，又能与土中泻木也。

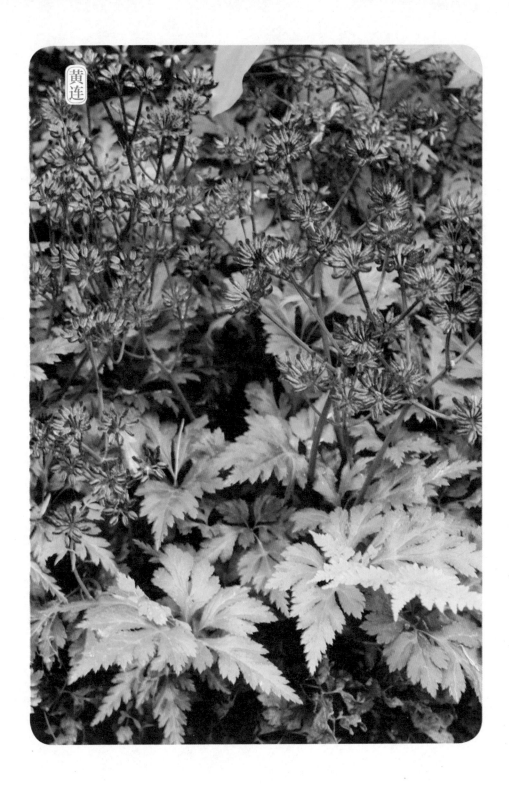

黄连

钱乙泻黄散 *脾胃郁火*

钱乙泻黄升防芷，芩夏石斛同甘枳；
亦治胃热及口疮，火郁发之斯为美。

升麻、防风、白芷各钱半，黄芩、枳壳、石斛各一钱，甘草七分。升、防、白芷以散胃火，芩、夏、枳壳以清热开郁，石斛、甘草以平胃调中。

泻白散（钱乙）肺火

泻白桑皮地骨皮，甘草粳米四般宜；
参茯知芩皆可入，肺炎喘嗽此方施。

桑白皮、地骨皮各一钱，甘草五分，粳米百粒。桑皮泻肺火，地骨透虚热，甘草补土生金，粳米和中清肺。李时珍曰：此泻肺诸方之准绳也。

人参、茯苓、知母、黄芩听证加减，名加减泻白散。

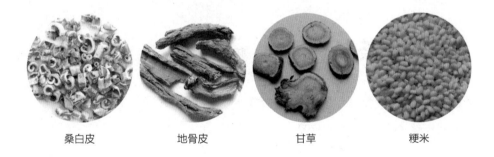

桑白皮　　　　地骨皮　　　　甘草　　　　粳米

泻青丸（钱乙）肝火

泻青丸用龙胆栀，下行泻火大黄资；

羌防升上芎归润，火郁肝经用此宜。

龙胆草、黑栀子、大黄（酒蒸）、羌活、防风、川芎、当归（酒洗）等分，蜜丸，竹叶汤下。羌、防引火上升，栀、胆、大黄抑火下降，芎、归养肝血而润肝燥。

龙胆泻肝汤（《局方》）肝经湿火

龙胆泻肝栀芩柴，生地车前泽泻偕；
木通甘草当归合，肝经湿热力能排。

胆草（酒炒）、栀子（酒炒）、黄芩（酒炒）、生地（酒炒）、柴胡、车前子、泽泻、木通、当归、甘草（生用）。龙胆、柴胡泻肝胆之火；黄芩、栀子泻肺与三焦之热以佐之；泽泻泻肾经之湿；木通、车前泻小肠、膀胱之湿以佐之；归、地养血补肝；甘草缓中益胃，不令苦寒过于泄下也。

当归龙荟丸（《宣明》）肝火

当归龙荟用四黄，龙胆芦荟木麝香；
黑栀青黛姜汤下，一切肝火尽能攘。

当归（酒洗）、胆草（酒洗）、栀子（炒黑）、黄连（酒炒）、黄柏（酒炒）、黄芩（酒炒）各一两，大黄（酒浸）、青黛（水飞）、芦荟各五钱，木香二钱，麝香五分，姜汤蜜丸下。肝木为生火之原，诸经之火因之而起。故以青黛、龙胆入本经而直折之，而以大黄、芩、连、柏、栀通平上下三焦之火也，芦荟大苦大寒，气燥入肝，恐诸药过于寒泻，故用当归养血补肝，用姜汤辛温为引，加木、麝者，取其行气通窍也，然非实热不可轻投。

左金丸（丹溪）肝火

左金茱连六一丸，肝经火郁吐吞酸；
再加芍药名戊己，热泻热痢服之安；
连附六一治胃痛，寒因热用理一般。

黄连六两（姜汁炒），吴茱萸一两（盐汤泡），亦名茱连丸。肝实则作痛或呕酸，心为肝子。故用黄连泻心清火，使火不克金，则金能制木而肝平矣；吴茱能入厥阴，行气解郁又能引热下行，故以为反佐。寒者，正治；热者，反治，使之相济以立功也。左金者，使肺右之，金得行于左而

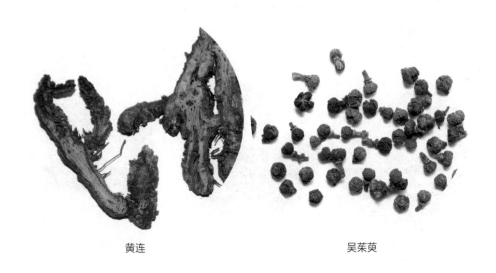

黄连　　　　　　　　　吴茱萸

平肝也。

再加芍药，名戊己丸。戊为胃土，己为脾土，加芍药伐肝安脾，使木不克土。

连附六一汤，治胃痛；黄连六两，附子一两。亦反佐也。

导赤散（钱乙）淋小肠火

导赤生地与木通，草梢竹叶四般攻；
口糜淋痛小肠火，引热同归小便中。

生地、木通、草梢、竹叶等分，煎。生地凉心血，竹叶清心气，木通泻心火入小肠，草梢达肾茎而止痛。

清骨散 骨蒸劳热

清骨散用银柴胡，胡连秦艽鳖甲符；
地骨青蒿知母草，骨蒸劳热保无虞。

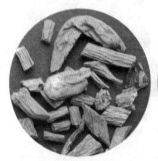
银柴胡

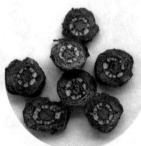
胡黄连

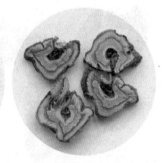
秦艽

银柴胡钱半，胡黄连、秦艽、鳖甲（童便炙）、地骨皮、青蒿、知母各一钱，甘草（炙）五分。地骨、胡连、知母以平内热，柴胡、青蒿、秦艽以散表邪，鳖甲引诸药入骨而补阴，甘草和诸药而泻火。

普济消毒饮（东垣）大头天行

普济消毒芩连鼠，玄参甘桔蓝根侣；
升柴马勃连翘陈，僵蚕薄荷为末咀；
或加人参及大黄，大头天行力能御。

黄芩（酒炒）、黄连（酒炒）各五钱，玄参、甘草（生用）、桔梗、柴胡、陈皮（去白）各二钱，鼠粘子、板蓝根、马勃、连翘、薄荷各一钱，僵蚕、升麻各七分，末服，或蜜丸噙化。

虚者加人参，便秘加大黄。

大头天行，亲戚不相访问，染者多不救。

原文曰：芩、连泻心肺之火为君；玄参、陈皮、甘草泻火补肺为臣；连翘、薄荷、鼠粘、蓝根、僵蚕、马勃散肿消毒定喘为佐；升麻、柴胡散阳明、少阳二经之阳，桔梗为舟楫，不令下行为载。

李东垣曰：此邪热客心肺之间，上攻头面为肿，以承气泻之，是为诛伐无过，遂处此方，全活甚众。

清震汤（河间）雷头风

清震汤治雷头风，升麻苍术两般充；
荷叶一枝升胃气，邪从上散不传中。

升麻、苍术二味，《局方》为升麻汤。

头面肿痛疙瘩名雷头风，一云头如雷鸣。

东垣曰：邪在三阳，不可过用寒药重剂诛伐无过处。清震汤升阳解毒，盖取震为雷之义。

桔梗汤（《济生》）肺痈咳吐脓血

桔梗汤中用防己，桑皮贝母瓜蒌子；

甘枳当归薏杏仁，黄芪百合姜煎此；

肺痈吐脓或咽干，便秘大黄可加使。

桔梗、防己、瓜蒌、贝母、当归、枳壳、薏苡仁、桑皮各五分，黄芪七分，杏仁、百合、甘草各三分，姜煎。

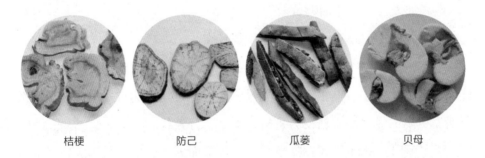

桔梗　　　　　防己　　　　　瓜蒌　　　　　贝母

一方有人参，无枳壳。

黄芪补肺气，杏仁、薏仁、桑皮、百合补肺清火，瓜蒌、贝母润肺除痰，甘、桔开提气血、利膈散寒，防己散肿除风、泻湿清热，当归以和其血，枳壳以利其气。

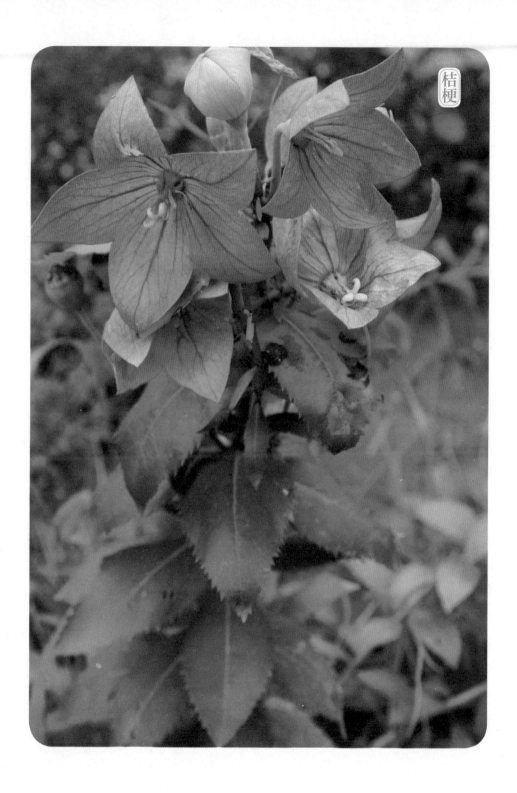

桔梗

清咽太平丸 肺火咯血

清咽太平薄荷芎，柿霜甘桔及防风；
犀角蜜丸治膈热，早间咯血颊常红。

两颊肺肝之部，早间寅卯木旺之时，木盛生火来克肺金。
薄荷十两，川芎、柿霜、甘草、防风、犀角各二两，桔梗三两，蜜丸。川芎，血中气药，散瘀升清；防风，血药之使，搜肝泻肺；薄荷理血散热、清咽除蒸；犀角凉心清肝；柿霜生津润肺；甘草缓炎上之火势；桔梗载诸药而上浮。

消斑青黛饮（陶节庵）胃热发斑

消斑青黛栀连犀，知母玄参生地齐；
石膏柴胡人参草，便实参去大黄跻；
姜枣煎加一匙醋，阳邪里实此方稽。

发斑虽由胃热，亦诸经之火有以助之。青黛、黄连清肝火，栀子清心肺之火，玄参、知母、生地清肾火，犀角、石膏清胃火，引以柴胡使达肌表，使以姜、枣以和营卫，热毒入里亦由胃虚；故以人参、甘草益胃，加醋者，酸以收之也。大便实，去人参，加大黄。

辛夷散（严氏）热湿鼻瘜

辛夷散里藁防风，白芷升麻与木通；

芎细甘草茶调服，鼻生瘜肉此方攻。

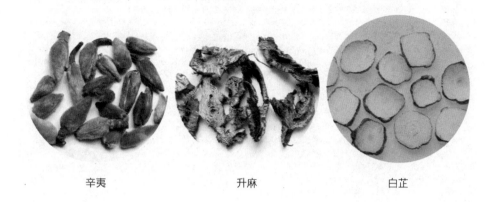

辛夷　　　　　　　升麻　　　　　　　白芷

　　肺经湿热上蒸于脑，入鼻而生瘜肉，犹湿地得热而生芝菌也。诸药等分，末服三钱。辛夷、升麻、白芷能引胃中清阳上行头脑，防风、藁本能入巅顶燥热祛风，细辛散热通窍，川芎散郁疏肝，木通、茶清泻火下行，甘草甘平，缓其辛散也。

苍耳散（陈无择）风热鼻渊

苍耳散中用薄荷，辛夷白芷四般和；
葱茶调服疏肝肺，清升浊降鼻渊瘥。

　　苍耳子（炒）二钱半，薄荷、辛夷各五钱，白芷一两，末服。凡头面之疾，皆由清阳不升、浊阴逆上所致，浊气上灼于脑，则鼻流浊涕为渊。数药升阳通窍，除湿散风，故治之也。

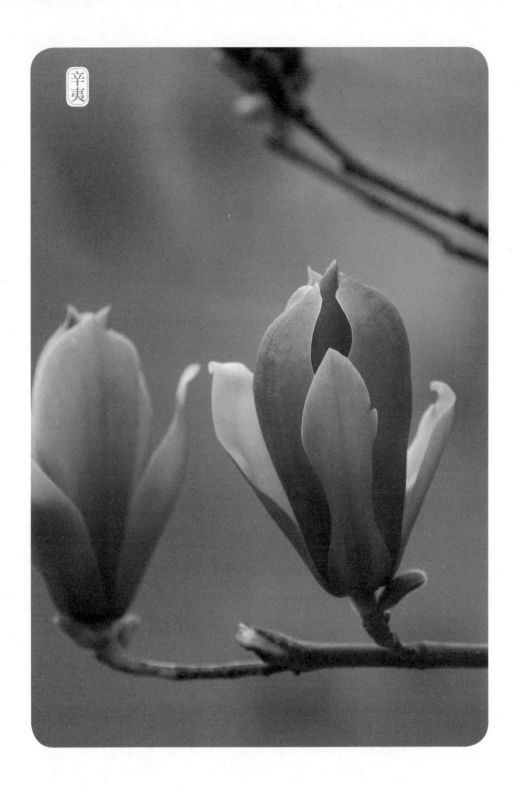

辛夷

妙香散（王荆公）惊悸梦遗

妙香山药与参芪，甘桔二茯远志随；
少佐辰砂木香麝，惊悸郁结梦中遗。

山药二两（乳汁炒），人参、黄芪（蜜炙）、茯苓、茯神、远志（炒）各一两，桔梗、甘草各三钱，辰砂二钱，木香二钱半，麝香一钱，为末，每服二钱，酒下。山药固精，参、芪补气，远志、二茯清心宁神，桔梗、木香疏肝清肺，辰、麝镇心散郁辟邪，甘草补中，协和诸药，使精气神相依，邪火自退，不用固涩之药，为泄遗良剂。以其安神利气，故亦治惊悸郁结。

二陈汤（《局方》）一切痰饮

二陈汤用半夏陈，益以茯苓甘草臣；

利气调中兼去湿，一切痰饮此为珍；

导痰汤内加星枳，顽痰胶固力能驯；

若加竹茹与枳实，汤名温胆可宁神；

润下丸仅陈皮草，利气祛痰妙绝伦。

半夏（姜制）二钱，陈皮（去白）、茯苓各一钱，甘草五分，加姜煎。
陈皮利气，甘草和中，苓、夏除湿顺气，湿除气顺，痰饮白散。

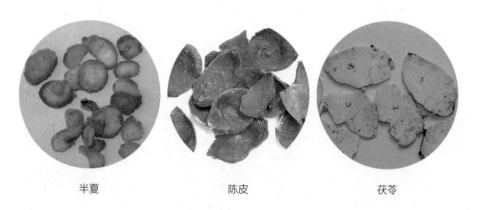

半夏　　　　　　　陈皮　　　　　　　茯苓

加胆星以助半夏，加枳实以成冲墙倒壁之功。二陈汤加竹茹、枳实，
名温胆汤，治胆虚不眠。

陈皮（去白，盐五钱），水浸洗，八两，甘草二两，蜜炙蒸饼糊丸

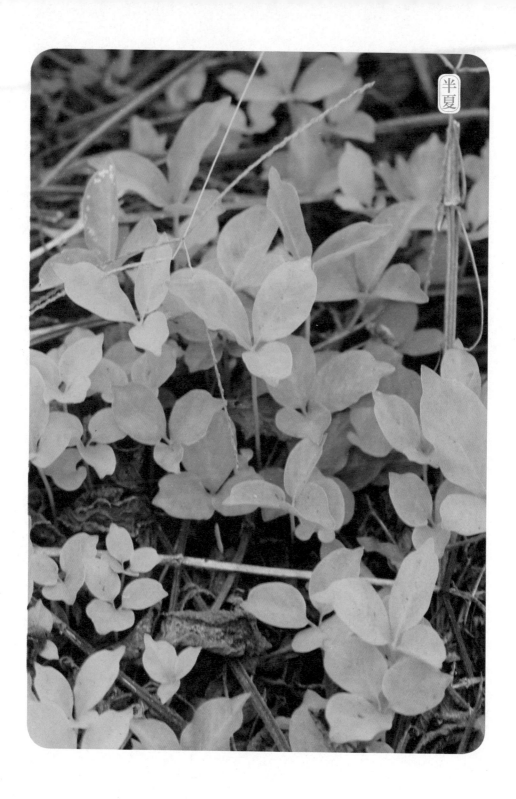

半夏

（润下丸，丹溪），姜汤下。或将陈皮盐水煮晒，同甘草为末，名二贤散。不可多服，恐损元气。

涤痰汤（严氏）中风痰证

涤痰汤用半夏星，甘草橘红参茯苓；
竹茹菖蒲兼枳实，痰迷舌强服之醒。

治中风痰迷心窍，舌强不能言。半夏（姜制）、胆星各二钱半，橘红、枳实、茯苓各三钱，人参、菖蒲各一钱，竹茹七分，甘草五分，加姜煎，此即导痰汤。加人参扶正，菖蒲开窍，竹茹清金。

青州白丸子 风痰惊悸

青州白丸星夏并，白附川乌俱用生；
晒露糊丸姜薄引，风痰瘫痪小儿惊。

半夏（水浸，去衣）七两，南星、白附子各二两，川乌（去皮、脐）五钱。四味俱生用为末，袋盛水摆出粉，再擂再摆，以尽为度，瓷盆盛贮，日晒夜露，春五夏三秋七冬十日，糯米糊丸，姜汤下，瘫痪酒下，惊风薄荷汤下。痰之生也，由于风寒湿。星、夏辛温，祛痰燥湿；乌、附辛热，散寒逐风；浸而曝之，杀其毒也。

清气化痰丸 顺气行痰

清气化痰星夏橘，杏仁枳实瓜蒌实；
芩苓姜汁为糊丸，气顺火消痰自失。

半夏（姜制）、胆星各两半，橘红、枳实（麸炒）、杏仁（去皮、尖）、瓜蒌仁（去油）、黄芩（酒炒）、茯苓各一两，姜制糊丸，淡姜汤下。气能发火，火能生痰。陈、杏降逆气，枳实破滞气，芩、瓜平热气，星、夏燥湿气，茯苓行水气。水湿火热皆生痰之本也，故化痰必以清气为先。

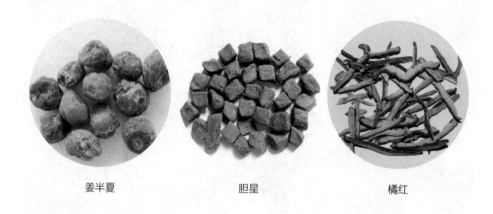

姜半夏　　　　　　　胆星　　　　　　　　橘红

常山饮 （《局方》）痰疟

常山饮中知贝取，乌梅草果槟榔聚；
姜枣酒水煎露之，祛痰截疟功堪诩。

常山（烧酒炒）二钱，知母、贝母、草果（煨）、槟榔各一钱，乌梅二个。一方加穿山甲、甘草。疟未发时面东温服。知母治阳明独胜之热，草果治太阴独胜之寒，二经和则阴不致交争矣；常山吐痰行水，槟榔下气

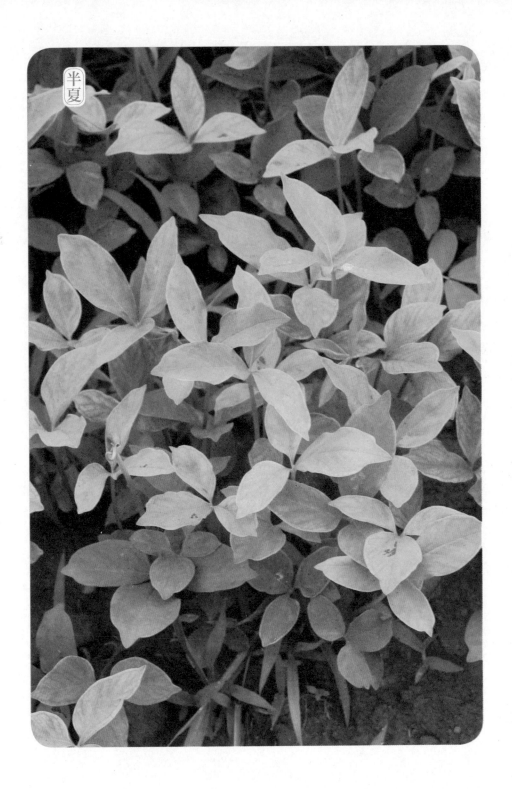

半夏

破积，贝母清火散痰，乌梅敛阴退热，须用在发散表邪及提出阳分之后为宜。

滚痰丸（王隐君）顽痰怪病

滚痰丸用青礞石，大黄黄芩沉木香；
百病多因痰作祟，顽痰怪证力能匡。

青礞石一两（用焰硝一两，同入瓦罐，盐泥固济，煅至石色如金为度）、大黄（酒蒸）、黄芩（酒洗）各八两，沉香五钱，为末，水丸，姜汤下，量虚实服。礞石慓悍，能攻陈积伏匿之痰，大黄荡实热以开下行之路，黄芩凉心肺以平上僭之火，沉香能升降诸气，以导诸药为使，然非实体不可轻投。

金沸草散（《活人》）咳嗽多痰

金沸草散前胡辛，半夏荆甘赤茯因；
煎加姜枣除痰嗽，肺感风寒头自颦；
局方不用细辛茯，加入麻黄赤芍均。

旋覆花、前胡、细辛各一钱，半夏五分，荆芥钱半，甘草（炙）三分，赤茯苓六分。风热上壅故生痰作嗽。荆芥发汗散风，前胡、旋覆清痰降气，半夏燥痰散逆，甘草发散缓中，细辛温经，茯苓利湿，用赤者入血分而泻丙丁（小肠为丙火，心为丁火）也。

《局方》金沸草散不用细辛、茯苓，加入麻黄、赤芍，但治同。

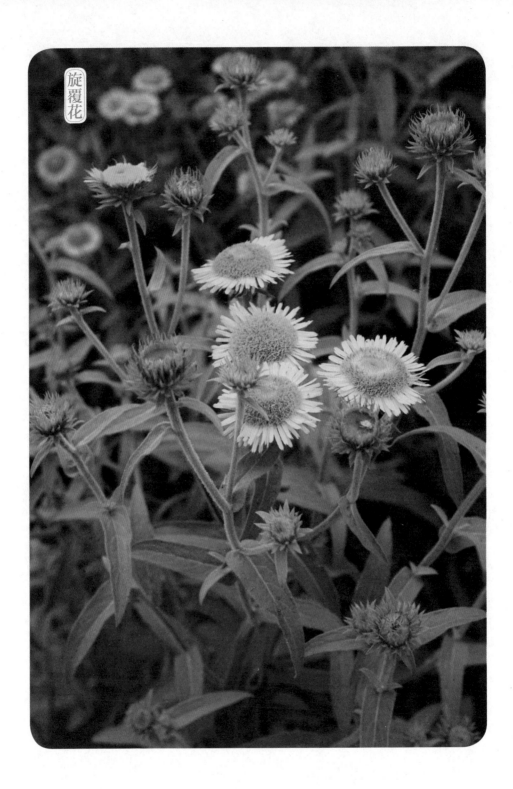

旋覆花

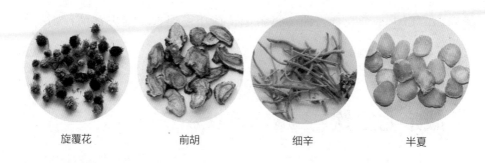

旋覆花　　　　前胡　　　　细辛　　　　半夏

半夏天麻白术汤（东垣）痰厥头痛

半夏天麻白术汤，参芪橘柏及干姜；
苓泻麦芽苍术曲，太阴痰厥头痛良。

　半夏、麦芽各钱半，白术、神曲（炒）各一钱，人参、黄芪、陈皮、苍术、茯苓、泽泻、天麻各五分，干姜三分，黄柏（酒洗）二分。痰厥非半夏不能除，风虚非天麻不能定，二术燥湿益气，黄芪泻火补中，陈皮调气升阳，苓、泻泄热导水，曲、麦化滞助脾，干姜以涤中寒，黄柏以泻在泉少火也。

顺气消食化痰丸（瑞竹堂）酒食生痰

顺气消食化痰丸，青皮星夏菔苏攒；
曲麦山楂葛杏附，蒸饼为糊姜汁抟。

　半夏（姜制）、胆星各一斤，陈皮（去白）、青皮、苏子、沉香（水炒）、莱菔子、生姜、麦芽（炒）、神曲（炒）、山楂（炒）、葛根、杏仁（去皮、尖，炒）、香附（醋炒）各一两，姜汁和，蒸饼为糊丸。痰因湿生，星、夏燥湿；痰因气升，苏子、杏仁降气；痰因气滞，青、陈、香附导滞；痰生于酒、食，曲、葛解酒，楂、麦消食。湿去食消，则痰不生，气顺则喘满自止矣。

截疟七宝饮 (《易简》) 祛痰截疟

截疟七宝常山果，槟榔朴草青陈伙；
水酒合煎露一宵，阳经实疟服之妥。

常山（酒炒）、草果（煨）、槟榔、厚朴、青皮、陈皮、甘草等分，水、酒各半煎，露之，发日早晨面东温服。常山吐痰，槟榔破积，陈皮利气，青皮伐肝，厚朴平胃，草果消膏粱之痰，加甘草入胃，佐常山以引吐也。

十七、收涩之剂（九首　附方一）

金锁固精丸 梦遗精滑

金锁固精芡莲须，龙骨蒺藜牡蛎需；
连粉糊丸盐酒下，涩精秘气滑遗无。

　　芡实（蒸）、莲须蕊、沙苑蒺藜各二两，龙骨（酥炙）、牡蛎（盐水煮一日夜，煅粉）各一两，莲子粉为糊丸，盐汤或酒下。芡实固精补脾，牡蛎涩精清热，莲子交通心肾，蒺藜补骨益精，龙骨、莲须固精收脱之品。

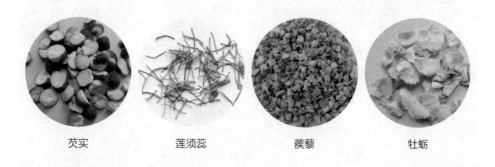

| 芡实 | 莲须蕊 | 蒺藜 | 牡蛎 |

茯菟丹（《局方》）遗精消渴

茯菟丹疗精滑脱，菟苓五味石莲末；
酒煮山药为糊丸，亦治消中及消渴。

　　强中者，下消之人，茎长兴盛，不交精出也。菟丝子十两（酒浸），

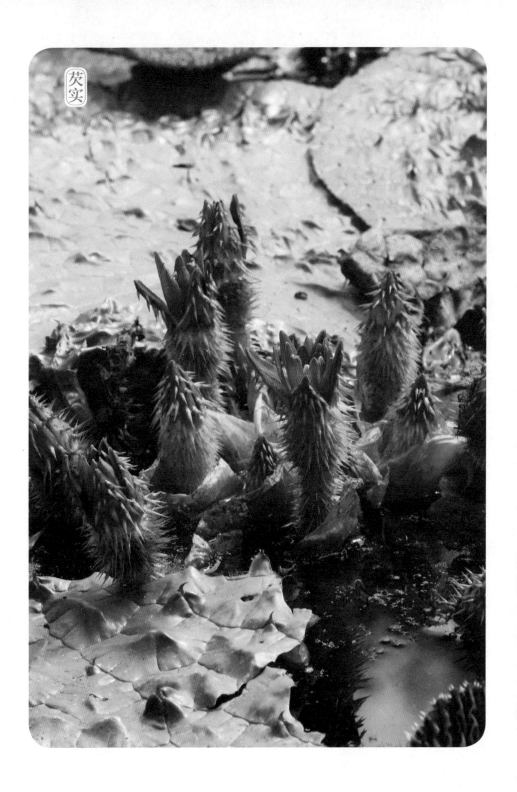

芡实

五味子八两，白茯苓、石莲各三两，山药六两，酒煮为糊丸。漏精，盐汤下；赤浊，灯心汤下；白浊，茯苓汤下；消渴，米饮下。菟丝强阴益阳，五味涩精生水，石莲清心止浊，山药利湿固脾，茯苓甘淡渗湿，于补阴之中能泄肾邪也。

治浊固本丸 湿热精浊

治浊固本莲蕊须，砂仁连柏二苓俱；

益智半夏同甘草，清热利湿固兼驱。

莲须、黄连（炒）各二两，砂仁、黄柏、益智仁、半夏（姜制）、茯苓各一两，猪苓二两，甘草（炙）三钱。精浊多由湿热与痰，连、柏清热，二苓利湿，半夏除痰；湿热多由郁滞，砂、智利气兼能固肾益脾；甘草补土和中，莲须则涩以止脱也。

诃子散 （东垣）寒泻脱肛

诃子散用治寒泻，炮姜粟壳橘红也；

河间木香诃草连，仍用术芍煎汤下；

二方药异治略同，亦主脱肛便血者。

诃子（煨）七分，炮姜六分，罂粟壳（去蒂，蜜炙）、橘红各五分，末服。粟壳固肾涩肠，诃子收脱住泻，炮姜逐冷补阳，陈皮升阳调气。

河间诃子散，诃子一两（半生半煨），木香五钱，黄连三钱，甘草二钱，为末煎，白术、白芍汤调服。久泻以此止之，不止加厚朴二钱。

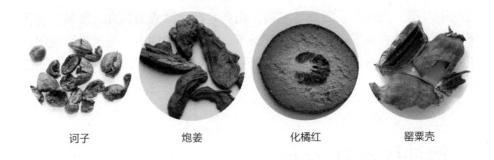

诃子　　　　炮姜　　　　化橘红　　　　罂粟壳

桑螵蛸散（寇宗奭）便数健忘

桑螵蛸散治便数，参苓龙骨同龟壳；
菖蒲远志及当归，补肾宁心健忘觉。

桑螵蛸（盐水炒）、人参、茯苓（一用茯神）、龙骨（煅）、龟板（酥炙）、菖蒲（盐炒）、远志、当归等分，为末，临卧服二钱，人参汤下。治小便数而欠，补心虚安神。虚则便数，故以人参、螵蛸补之；热则便欠，故以龟板滋之，当归润之；菖蒲、茯苓、远志并能清心热而通心肾，使心脏清则小肠之腑宁也。

真人养脏汤（罗谦甫）虚寒脱肛久痢

真人养脏诃粟壳，肉蔻当归桂木香；
术芍参甘为涩剂，脱肛久痢早煎尝。

诃子（面裹，煨）一两二钱，罂粟壳（去蒂，蜜炙）三两六钱，肉豆蔻（面裹，煨）五钱，当归、白术（炒）、白芍（酒浸）、人参各六钱，木香二两四钱，桂枝八钱，生甘草一两八钱，每服四钱。脏寒甚加附子，一方无当归，一方有干姜。脱肛由于虚寒，参、术、甘草以补其虚，官桂、豆蔻以温其寒，木香调气，当归和血，芍药酸以收敛，诃子、粟壳涩以止脱。

当归六黄汤 自汗盗汗

当归六黄治汗出，芪柏芩连生熟地；
泻火固表复滋阴，加麻黄根功更异；
或云此药太苦寒，胃弱气虚在所忌。

醒而汗出曰自汗，寐而汗出曰盗汗。

当归、黄柏、黄连、黄芩、二地等分，黄芪加倍。

汗由阴虚，归、地以滋其阴；汗由火扰，黄芩、柏、连以泻其火；汗由表虚，倍用黄芪以固其表。

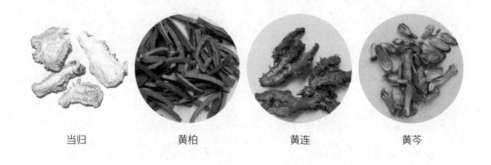

| 当归 | 黄柏 | 黄连 | 黄芩 |

李时珍曰：麻黄根走表，能引诸药至卫分而固腠理。

柏子仁丸 阴虚盗汗

柏子仁丸人参术，麦麸牡蛎麻黄根；

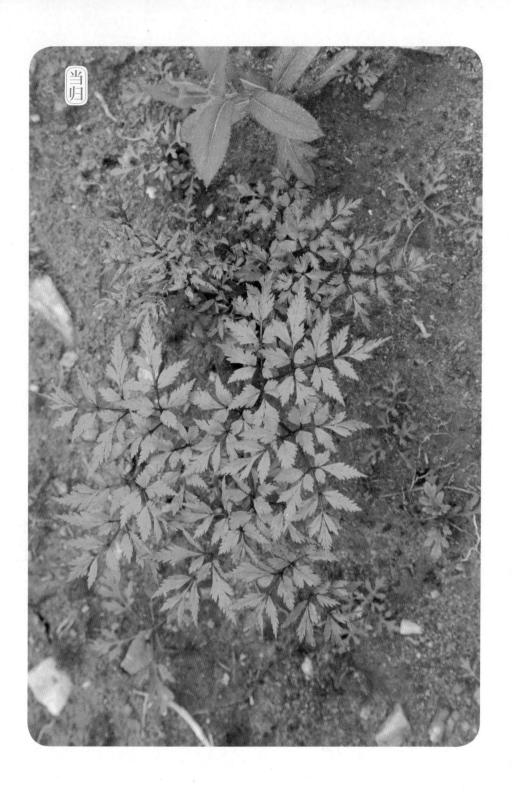

当归

再加半夏五味子，阴虚盗汗枣丸吞。

柏子仁（炒研，去油）一两，人参、白术、牡蛎（煅）、麻黄根、半夏、五味各一两，麦麸五钱，枣肉丸，米饮下。心血虚则卧而汗出，柏仁养心宁神，牡蛎、麦麸凉心收脱，北五味敛汗，半夏燥湿，麻黄根专走肌表，引参、术以固卫气。

牡蛎散 阳虚自汗

阳虚自汗牡蛎散，黄芪浮麦麻黄根；
扑法芎藁糯米粉，或将龙骨牡蛎扪。

牡蛎（煅研），黄芪、麻黄根各一两，浮小麦百粒，煎。牡蛎、浮麦凉心止汗，黄芪、麻黄根走肌表而固卫。扑汗法：白术、藁本、川芎各二钱半，糯米粉两半，为末，袋盛，周身扑之。龙骨、牡蛎为末，合糯米粉等分，亦可扑汗。

乌梅丸（仲景）寒厥

乌梅丸用细辛桂，人参附子椒姜继；
黄连黄柏及当归，温脏安蛔寒厥剂。

乌梅三百个（醋浸，蒸），细辛、桂枝、附子（炮）、人参、黄柏各六两，黄连一斤，干姜十两，川椒（去核）、当归各四两。治伤寒厥阴证，寒厥吐蛔。虫得酸则伏，故用乌梅；得苦则安，故用连、柏；蛔因寒而动，故用附子、椒、姜；当归补肝，人参补脾，细辛发肾邪，桂枝散表风。程郊倩曰：名曰安蛔，实是安胃。故仲景云：并主下痢。

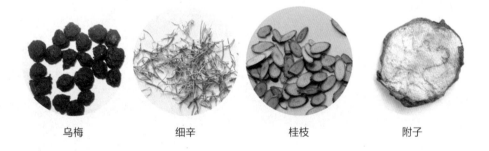

乌梅　　　　细辛　　　　桂枝　　　　附子

化虫丸 肠胃诸虫

化虫鹤虱及使君，槟榔芜荑苦楝群；
白矾胡粉糊丸服，肠胃诸虫永绝氛。

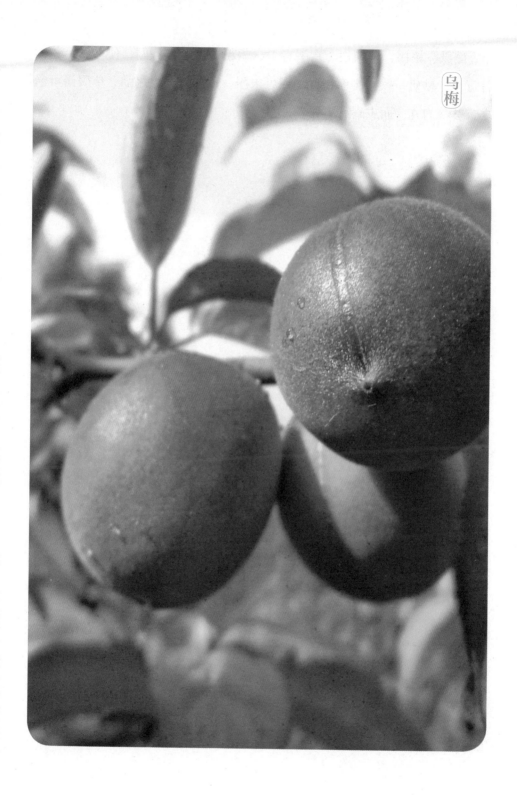

乌梅

鹤虱、槟榔、苦楝根（东引者）、胡粉（炒）各一两，使君子、芜荑各五钱，枯矾一钱半，面粉丸，亦可末服。数药皆杀虫之品，单服尚可治之，荟萃为丸，而虫焉有不死者乎？

十九、痈疡之剂（六首 附方二）

真人活命饮 一切痈疽

真人活命金银花，防芷归陈草节加；
贝母天花兼乳没，穿山角刺酒煎嘉；
一切痈疽能溃散，溃后忌服用毋差；
大黄便实可加使，铁器酸物勿沾牙。

金银花（一名忍冬）二钱，当归（酒洗）、陈皮（去白）各钱半，防风七分，白芷、甘草节、贝母、天花粉、乳香各一钱，没药五分，二味另研，候药熟，下皂角刺五分、穿山甲三大片，锉蛤粉（炒），去粉，用好酒煎服，恣饮尽醉。忍冬、甘草散热解毒，痈疡圣药，花粉、贝母清痰降火，防风、白芷燥湿排脓，当归和血，陈皮行气，乳香托里护心，没药散瘀消肿，山甲、角刺透经络而溃坚，加酒以行药势也。一切痈疽已成者溃，未成者散。

金银花酒 痈疽初起

金银药酒加甘草，奇疡恶毒皆能保；
护膜须用蜡矾丸，二方均是疡科宝。

金银花五两（生者更佳），甘草一两，酒水煎，一日一夜服尽。黄蜡

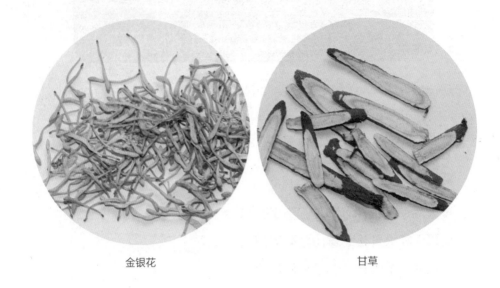

金银花　　　　　　　　　　　　　甘草

二两，白矾一两，溶化为丸，酒服十丸，加至百丸则有力，使毒不攻心。一方加雄黄，名雄矾丸，蛇咬尤宜服之。

托里十补散 *痈疽初起 解里散表*

托里十补参芪芎，归桂白芷及防风；
甘桔厚朴酒调服，痈疡脉弱赖之充。

托里十补散，即《局方》十宣散。人参、黄芪、当归各二钱，川芎、桂心、白芷、防风、甘草、桔梗、厚朴各一钱，热酒调服。参、芪补气，当归和血，甘草解毒，防风发表，厚朴散满，桂、芷、桔梗排脓，表里气血交治，共成内托之功。

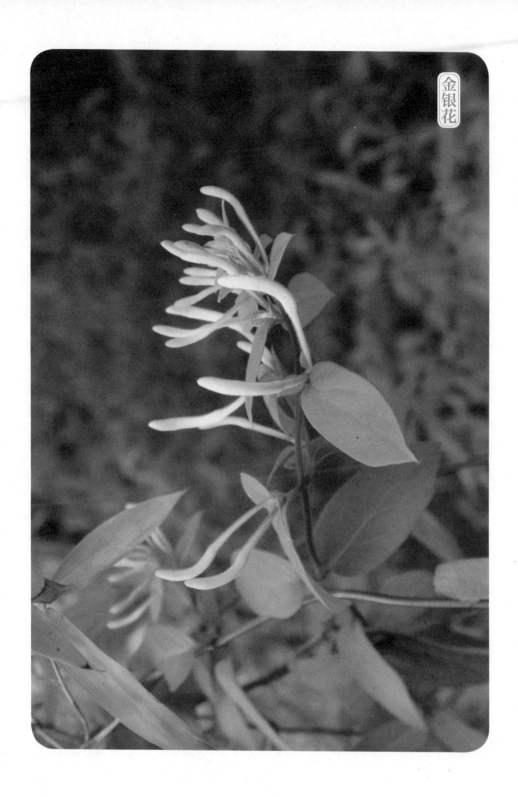

金银花

托里温中汤 （孙彦和）寒疡内陷

托里温中姜附羌，茴木丁沉共四香；
陈皮益智兼甘草，寒疡内陷呕泻良。

附子（炮）四钱，炮姜、羌活各三钱，木香钱半，茴香、丁香、沉香、益智仁、陈皮、甘草各二钱，加姜五片，煎。治疮疡变寒内陷、心痞、便溏、呕呃、昏聩。疡寒内陷，故用姜、附温中助阳，羌活通关节，炙草益脾元，益智、丁、沉以止呃进食，茴、木、陈皮以散满除痞。

此孙彦和治王伯禄臂疡，盛夏用此，亦舍时从证之变法也。

托里定痛汤 内托止痛

托里定痛四物兼，乳香没药桂心添；
再加蜜炒罂粟壳，溃疡虚痛去如拈。

罂粟壳收涩，能止诸痛，桂心、四物（当归、地黄、川芎、白芍）活血托里充肌，乳香能引毒气外出不致内攻，与没药并能消除痈肿、止痛。

散肿溃坚汤 （东垣）消坚散肿

散肿溃坚知柏连，花粉黄芩龙胆宣；
升柴翘葛兼甘桔，归芍棱莪昆布全。

黄芩八钱（半酒炒，半生用），知母、黄柏（酒炒）、花粉、胆草（酒

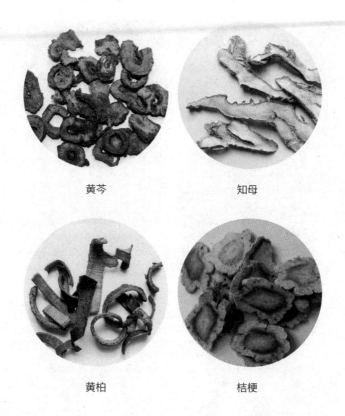

黄芩　　　　　　　　　知母

黄柏　　　　　　　　　桔梗

炒）、桔梗、昆布各五钱，柴胡四钱，升麻、连翘、甘草（炙）、三棱（酒
炒）、莪术（酒洗，炒）各三钱，葛根、归尾（酒洗）、白芍（酒炒）各
二钱，黄连二钱，每服五六钱，先浸后煎。连翘、升、葛解毒升阳，甘、
桔、花粉排脓利膈，归、芍活血，昆布散痰，棱、莪破血行气，龙胆、
知、柏、芩、连大泻诸经之火也。

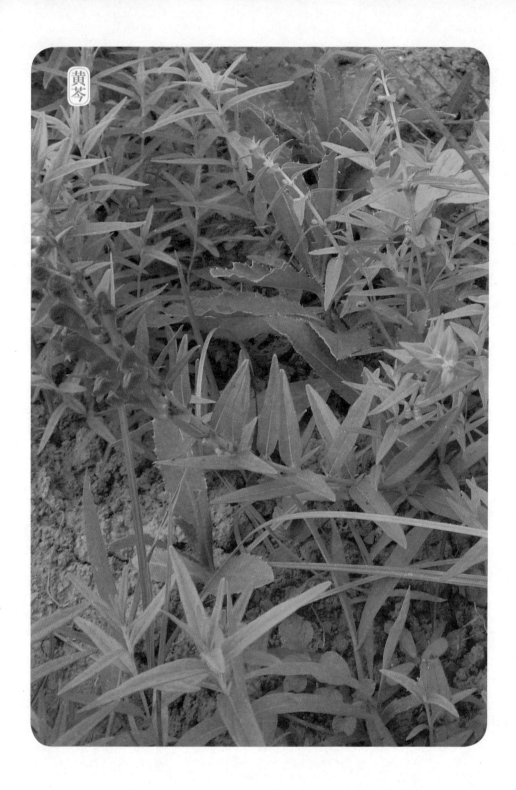

黄芩

二十、经产之剂（十二首 附方二十一）

妇人诸病与男子同，惟行经、妊娠则不可例治，故立经产一门。

妊娠六合汤 *（海藏）* 妊娠伤寒

海藏妊娠六合汤，四物为君妙义长；

伤寒表虚地骨桂，表实细辛兼麻黄；

少阳柴胡黄芩入，阳明石膏知母藏；

小便不利加苓泻，不眠黄芩栀子良；

风湿防风与苍术，发斑蕴毒升翘将；

胎动血漏名胶艾，虚痞朴实颇相当；

脉沉寒厥益桂附，便秘蓄血桃仁黄；

安胎养血先为主，余因各证细参详；

后人此法治经水，过多过少别温凉；

温六合汤加芩术，色黑后期连附商；

热六合汤栀连益，寒六合汤加附姜；

气六合汤加陈朴，风六合汤加艽羌；

此皆经产通用剂，说与时师好审量。

表虚自汗，发热恶寒，头痛脉浮。四物（当归、地黄、川芎、白芍）四两，加桂枝、地骨皮各七钱，二药解肌实表，名表虚六合汤。头痛身热，无汗脉紧。四物四两，加细辛、麻黄各五钱，二药温经发汗，名表实六合汤。寒热胁痛，心烦善呕，口苦脉弦为少阳证。加柴胡解表，黄芩清

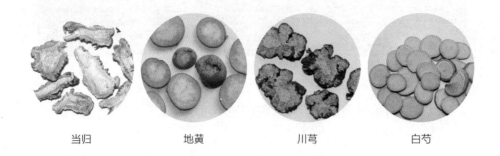

| 当归 | 地黄 | 川芎 | 白芍 |

里，名柴胡六合汤。大热烦渴，脉大而长为阳明证。加白虎汤清肺泻胃，名石膏六合汤。加茯苓、泽泻利水，名茯苓六合汤。汗下后不得眠，加黄芩、栀子养阴除烦，名栀子六合汤。兼风兼湿，肢节烦痛，身热脉浮。加防风搜风，苍术燥湿，名风湿六合汤。伤寒汗下后，动胎漏血，加阿胶、艾叶益血安胎，名胶艾四物汤。胸满痞胀，加厚朴、枳实（炒）散满消痞，名朴实六合汤。身冷、拘急腹痛、脉沉，亦有不得已而加附子、肉桂散寒回阳者，名附子六合汤。大便秘，小便赤，脉实数，或膀胱蓄血，亦有加桃仁、大黄润燥通幽者，名大黄六合汤。加黄芩、白术治经水过多。黄芩抑阳，白术补脾，脾能统血。加黄连清热、香附行气，名连附六合汤。加栀子、黄连治血满虚寒。加炮姜、附子治血满虚寒。加陈皮、厚朴治气郁经阻。加秦艽、羌活治血虚风痉。

胶艾汤（《金匮》）胎动漏血

胶艾汤中四物先，阿胶艾叶甘草全；

妇人良方单胶艾，胎动血漏腹痛痊；

胶艾四物加香附，方名妇宝调经专。

阿胶、川芎、甘草各二两，艾叶、当归各三两，芍药、地黄各四两，

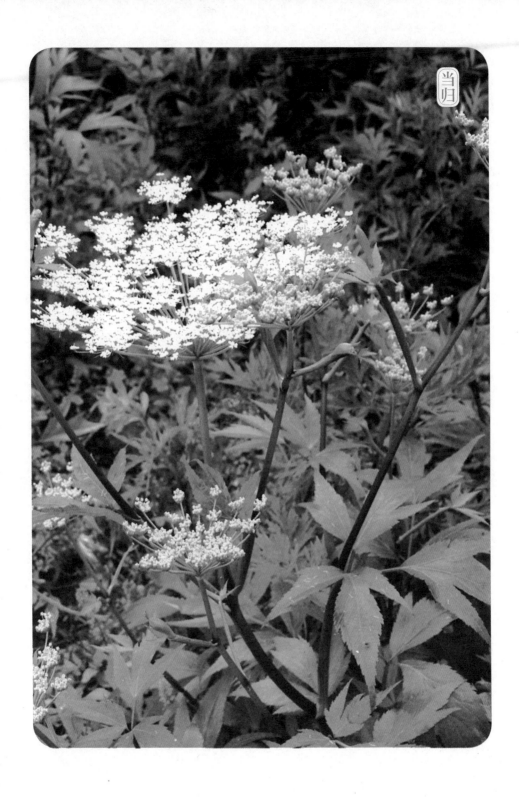

当归

酒水煎，纳阿胶，烊化服。四物养血，阿胶补阴，艾叶补阳，甘草升胃，加酒行经。《妇人良方》单用胶、艾，亦名胶艾汤，治胎动、血漏、腹痛；胶艾四物加香附（用童便、盐水、酒、醋各浸三日，炒），方名妇宝丹，专用调经。

当归散（《金匮》）养血安胎

当归散益妇人妊，术芍芎归及子芩；
安胎养血宜常服，产后胎前功效深。

妇人怀妊宜常服之，临盆易产，且无众疾。

当归、川芎、芍药、黄芩各一斤，白术半斤，为末，酒调服。丹溪曰：黄芩、白术安胎之圣药。盖怀妊宜清热凉血，血不妄行则胎安，黄芩养阴退阳能除胃热；脾胃健则能化血养胎，白术补脾亦除胃热，自无半产胎动血漏之患也。

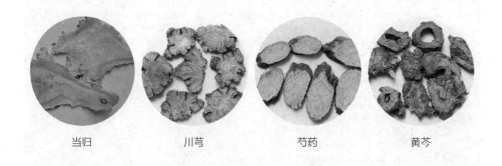

当归　　　川芎　　　芍药　　　黄芩

黑神散（《局方》）消瘀下胎

黑神散中熟地黄，归芍甘草桂炮姜；

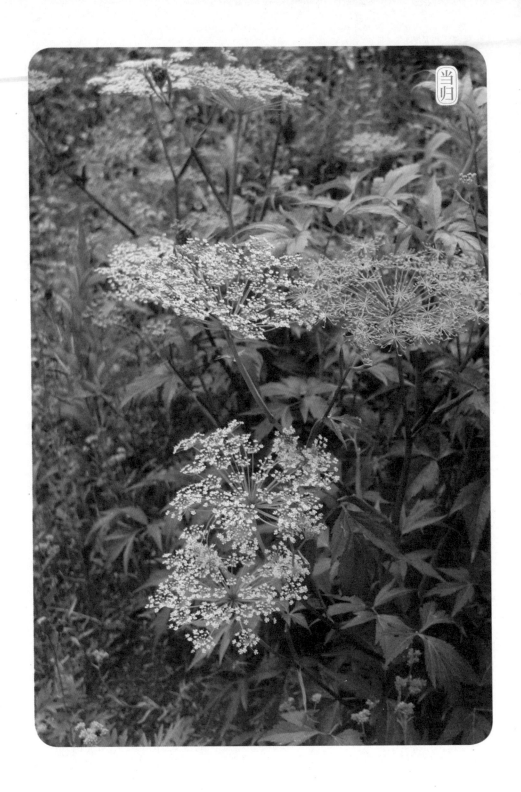

当归

蒲黄黑豆童便酒，消瘀下胎痛逆忘。

瘀血攻冲则作痛，胞胎不下，亦由血滞不行。

诸药各四两，黑豆（炒，去皮）半斤，酒、童便合煎。熟地、归、芍以濡血，蒲黄、黑豆滑以行血，黑姜、官桂热以动血，缓以甘草，散以童便，行以酒力也。

清魂散 （严氏）产中昏晕

清魂散用泽兰叶，人参甘草川芎协；
荆芥理血兼祛风，产中昏晕神魂贴。

泽兰、人参、甘草（炙）各三分，川芎五分，荆芥一钱，酒调下。川芎、泽兰和血，人参、甘草补气，外感风邪，荆芥能疏血中之风。

肝藏魂，故曰清魂。

羚羊角散 （《本事方》）子痫

羚羊角散杏薏仁，防独芎归又茯神；
酸枣木香和甘草，子痫风中可回春。

羚羊角屑一钱，杏仁、薏仁、防风、独活、川芎、当归、茯神、枣仁（炒）各五分，木香、甘草各二分半，加姜煎。治妊娠中风，涎潮僵仆，口噤搐搦，名子痫。羚羊平肝火，防、独散风邪，枣、茯以宁神，芎、归以和血，杏仁、木香以利气，薏仁、甘草以调脾。

当归生姜羊肉汤（《金匮》）蓐劳

当归生姜羊肉汤，产中腹痛蓐劳匡；
亦有加入参芪者，千金四物甘桂姜。

当归三两，生姜五两，羊肉一斤。产后发热，自汗身痛，名蓐劳。腹痛，瘀血未去，新血尚未生也。气能生血，羊肉辛热，用气血之属以补气血，当归引入血分，生姜引入气分，以生新血，加参、芪者，气血交补也。千金羊肉汤，芎、归、芍、地、甘草、干姜、肉桂，加羊肉煎。

达生散（丹溪）经产

达生紫苏大腹皮，参术甘陈归芍随；
再加葱叶黄杨脑，孕妇临盆先服之；
若将川芎易白术，紫苏饮子子悬宜。

达生散（达：小羊也，取其易生），大腹皮三钱，紫苏、人参、白术（土炒）、陈皮、当归（酒洗）、白芍（酒洗）各一钱，甘草（炙）三钱，青葱五叶，黄杨脑七个，煎。归、芍以益其血，参、术以补其气，陈、腹、苏、葱以疏其壅，不虚不滞，产自无难矣。

胎气不和，上冲心腹，名子悬，紫苏饮子（严氏）治之。

参术饮 妊娠转胞

妊娠转胞参术饮，芎芍当归熟地黄；

炙草陈皮兼半夏，气升胎举自如常。

丹溪：转胞者，气血不足，或痰饮阻塞，胎为胞逼，压在一边，故脐下急痛，而小便或数或闭也。此即人参汤除茯苓加陈皮、半夏以除痰，加姜煎。

牡丹皮散（《妇人良方》）血瘕

牡丹皮散延胡索，归尾桂心赤芍药；
牛膝棱莪酒水煎，气行瘀散血瘕削。

瘀血凝聚则成瘕。丹皮、延胡索、归尾、桂心各三分，赤芍、牛膝、莪术各六分，三棱四分，酒、水各半煎。桂心、丹皮、赤芍、牛膝行其血，三棱、莪术、归尾、延胡兼行血中气滞、气中血滞，则结者散矣。

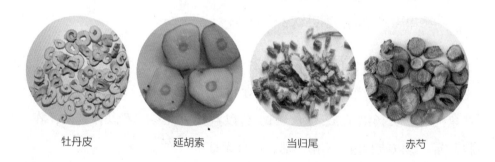

牡丹皮　　　　　延胡索　　　　　当归尾　　　　　赤芍

固经丸（《妇人良方》）经多崩漏

固经丸用龟板君，黄柏樗皮香附群；
黄芩芍药酒丸服，漏下崩中色黑殷。

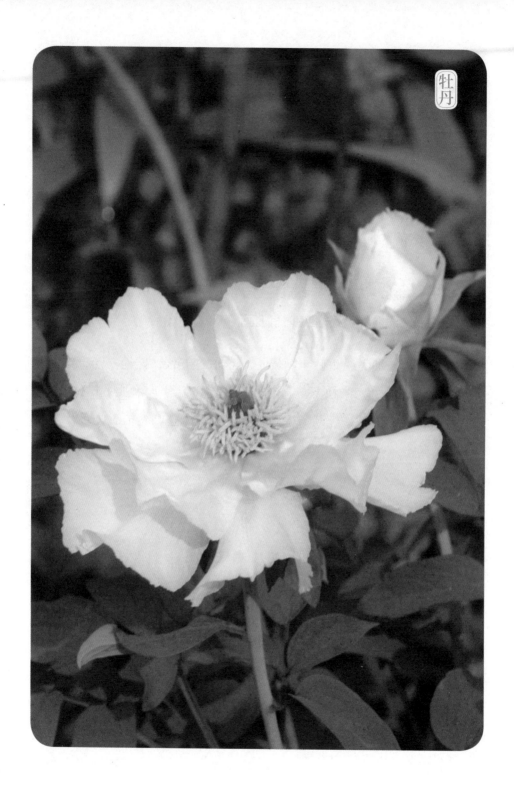

牡丹

治经多不止，色紫黑者属热。

龟板（炙）四两，黄柏（酒炒）、芍药（酒炒）各二两，樗皮（炒）、香附（童便浸，炒）各两半，黄芩（酒炒）二两，酒丸。阴虚不能制胞经之火，故经多。龟板、芍药滋阴壮水，黄芩清上焦，黄柏泻下焦，香附辛以散郁，樗皮涩以收脱。

柏子仁丸（《良方》）血少经闭

柏子仁丸熟地黄，牛膝续断泽兰芳；
卷柏加之通血脉，经枯血少肾肝匡。

柏子仁（去油）、牛膝（酒浸）、卷柏各五钱，熟地一两，续断、泽兰各二两，蜜丸，米饮下。《经》曰：心气不得下降则月事不来，柏子仁安神养心，熟地、续断、牛膝补肝益肾，泽兰、卷柏活血通经。

望梅丸（切庵）生津止渴

望梅丸用盐梅肉，苏叶薄荷与柿霜；
茶末麦冬糖共捣，旅行赍服胜琼浆。

盐梅肉四两，麦冬（去心）、薄荷叶（去梗）、柿霜、细茶各一两，紫苏叶（去梗）五钱，为极细末，白霜糖四两，共捣为丸，鸡子大。旅行带之，每含一丸生津止渴。加参一两尤好。

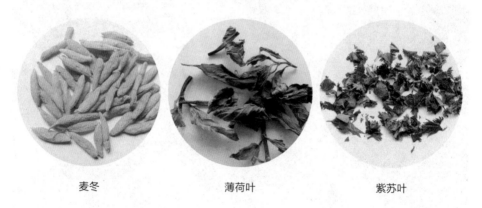

麦冬　　　　　　　　薄荷叶　　　　　　　　紫苏叶

骨灰固齿牙散 固齿

骨灰固齿猪羊骨，腊月腌成煅研之；
骨能补骨咸补肾，坚牙健啖老尤奇。

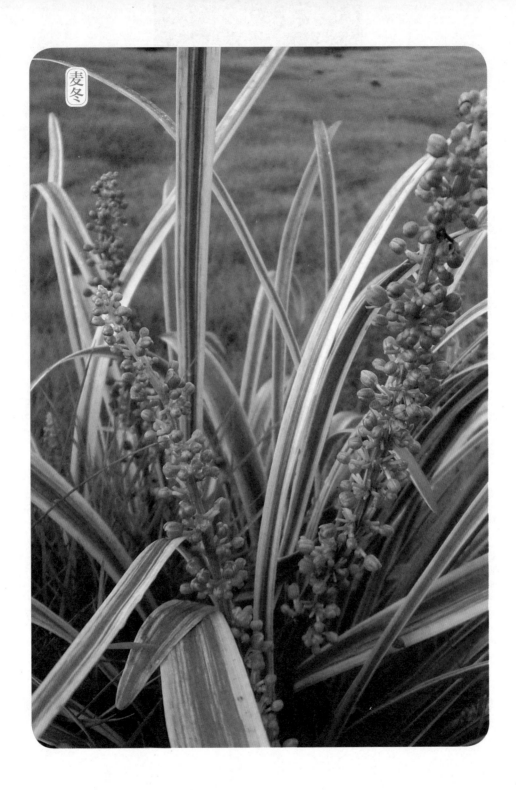

麦冬

用腊月腌猪、羊骨，火煅细研，每晨擦牙，不可间断，至老而其效益彰，头上齿牙亦佳。

软脚散 远行健足

软脚散中芎芷防，细辛四味研如霜；
轻撒鞋中行远道，足无箴疱汗皆香。

防风、白芷各五钱，川芎、细辛各二钱半，为末。行远路者撒少许于鞋内，步履轻便，不生箴疱，足汗皆香。

稀痘神方 （米以功）小儿稀痘方

稀痘神丹三种豆，粉草细末竹筒装；
腊月厕中浸洗净，风干配入梅花良；
丝瓜藤丝煎汤服，一年一次三年光；
又方蜜调忍冬末，不住服之效亦强；
更有元参菟丝子，蜜丸如弹空心尝；
白酒调化日二次，或加犀麦生地黄；
此皆验过稀痘法，为力简易免仓皇。

用赤小豆、黑豆、绿豆、粉草各一两，细末入竹筒中，削皮留节，凿孔入药，杉木塞紧，溶蜡封固，浸腊月厕中一月，取出洗浸风干，每药一两，配腊月梅花片三钱，以雪中花片落地者，不着人手，以针刺取更妙。如出用，入纸套中略烘即干，儿大者服一钱，小者五分。以霜后丝瓜藤上

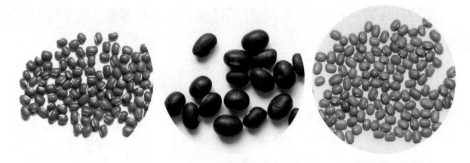

赤小豆　　　　　　　黑豆　　　　　　　绿豆

小藤丝煎汤空腹服，忌荤腥十二日，解出黑粪为验，每年服一次，二次可稀，三次永不出矣。

　　又方，蜜调忍冬末（顾骧宇），金银花为末，糖调，不住服之。

　　更有元参、菟丝子（娄江王相公），蜜丸如弹空心尝。

　　白酒调化日二次，菟丝子半斤（酒浸二宿，煮干，去皮），元参四两，共为细末，蜜丸，弹子大，白汤调下，每日二次。

　　又方，加生地、麦冬四钱，犀角二两。

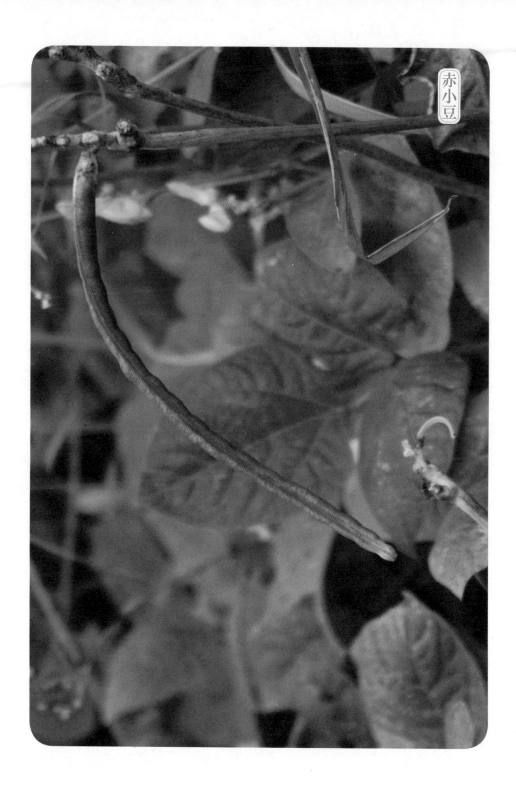

赤小豆